JN045259

イラスト **食品加工・食品機能実験**

〈第4版〉

太田　英明
松井　利郎
沖　　智之
島田　淳巳　　著
舩越　淳子
矢羽田　歩
山本　久美
山本　健太
折田　綾音

東京教学社

著者

太田　英明
おお　た　ひで　あき

中村学園大学　名誉教授　農学博士

松井　利郎
まつ　い　とし　ろう

九州大学農学研究院　教授　農学博士

沖　　智之
おき　とも　ゆき

中村学園大学栄養科学部　教授　博士（農学）

島田　淳巳
しま　だ　あつ　み

中村学園大学短期大学部　教授　博士（農学）

舩越　淳子
ふな　こし　あつ　こ

西南女学院大学保健福祉学部　准教授　博士（栄養科学）

矢羽田　　歩
や　は　だ　あゆみ

九州大学五感応用デバイス研究開発センター　助教　博士（農学）

山本　久美
やま　もと　く　み

元中村学園大学短期大学部

山本　健太
やま　もと　けん　た

中村学園大学栄養科学部　講師　博士（栄養科学）

折田　綾音
おり　た　あや　ね

中村学園大学栄養科学部　助手　博士（栄養科学）

序　文

　食品の機能は，ヒトの生命維持やエネルギーの供給などに着眼した一次機能（栄養性），食べ物の楽しみや満足感を与える二次機能（嗜好性），生命活動を整え，調節する形で貢献する三次機能（生体調節機能性）に分類されるのが一般的になっている．食品素材の大部分が生命体であることから，食を「ヒト」の側から解析するのが栄養学であり，一方，同じ食を生化学，物理化学などの手法を用いて「食品」の側から解析するのが食品科学といえる．食品科学は食品の加工・流通・保蔵・調理を含め，さまざまな方法論を駆使して食の科学的側面を強調した学問分野である．

　少子・高齢化や女性の社会進出に伴う社会環境の変化は，加工食品の利用機会を増やし，さらに技術の発展に伴って，よりおいしく，栄養価の高い食品の開発も進んでいる．現在，加工食品の消費比率は 80％ に達する．加工食品は，微生物による腐敗を避け，空気（酸素），夏場の高温や光による食品の品質劣化を抑制し，嗜好性を高める工夫を施した先人の知恵を基礎としている．食品や食品の加工・保蔵についての科学的に正しい知識と認識，理解を深めることは管理栄養士・栄養士をはじめ食の専門家にとって不可欠である．実際に加工食品を製造し，また実験を行うことは講義で学習した食品の保蔵や加工の原理を理解する上で大きな助けとなる．

　本書は，序章に食品加工の基礎的な項目および保健機能食品などの機能性を表示できる食品に関する最新の情報をまとめた．また第 1 章から第 4 章にかけ，原料を農産物，畜産物，水産物，その他に分けた加工食品の製造原理，実際の実習手順を示した．とくに，実習手順はできるだけ分かりやすくなるように多くのイラストを取り入れている．実際の実習に役立つように原料は原則として 1 班（4 〜 6 人程度）あたりの分量で表記している．第 5 章は実習で製造した加工食品の品質分析の方法，第 6 章は現在，関心の高い機能性成分の分析方法を記載した．また各項目のコラムには関連する原材料の機能性をまとめ理解の助けとした．

　本書は，管理栄養士・栄養士養成課程の学生，フードスペシャリストなど食の専門家を目指す学生を対象に，利用しやすいテキストとなることを第一に考えて作成している．執筆者は実際に講義・実験・実習を担当している専門家であるが，複数の執筆者によるため表記の不統一や内容に不十分な点も多いと思われる．読者諸賢のご指摘・ご叱責を得てより良い実験書に改訂していきたい．最後に本書の出版にあたり，業績を引用させて頂いた著者各位，ならびに企画段階からご尽力頂いた東京教学社の編集部の関係者に深謝致します．

2017 年 4 月

著者代表　太田　英明

改版にあたって

　「イラスト食品加工・食品機能実験（第3版）」を刊行して2年が経過しました．本書はこれまで，栄養士・管理栄養士の養成施設，フードスペシャリスト養成課程の学生をはじめ，多くの方々にご利用いただいてきました．この間，食品表示やJAS表示が改訂され，また新たな保健機能食品で設定された機能性表示食品は数多く上市され，食を取り巻く環境は日に日に変わっています．この状況を鑑み，今回，第4版を刊行する運びとなりました．

　栄養士・管理栄養士をはじめ食の専門家にとって，食品や食品の加工・貯蔵についての科学的に正しい知識と認識，理解を深めることは不可欠です．実際に加工食品を製造し，また実験を行うことは，講義で学習した食品の保蔵や加工の原理を理解する上で大きな助けになります．この第4版では，序章の機能性を表示できる食品などを最新情報に訂正し，加工食品の実習では「ブルーベリージャム」，「フレッシュチーズ」，「ところてん」の項目を加えて，イラストもより見やすいように改善いたしました．

　本書は，栄養士・栄養士養成の養成施設やフードスペシャリスト養成課程の教科に則していますが，それに止まらず食品系の学科，食品生物科学科の学生，食品企業や試験研究機関で食品の開発に携わる方々にもお役に立てるものと思います．

　第4版の出版にあたり，業績を引用させて頂いた著者各位，ならびに企画段階からご尽力いただいた東京教学社の編集部の関係者に厚く感謝いたします．

　2024年3月

執筆代表　太田　英明

目　次

序章　食品加工・保存の基礎

第 1 章　農産物の加工実習

第2 畜産物の加工実習

第3章　水産物の加工実習

第4章　その他の食品加工実習

第5章　加工食品の検査法（実験）

第6章　食品機能実験

イラスト：田中 聡

表紙デザイン：Othello

序章　食品加工・保存の基礎

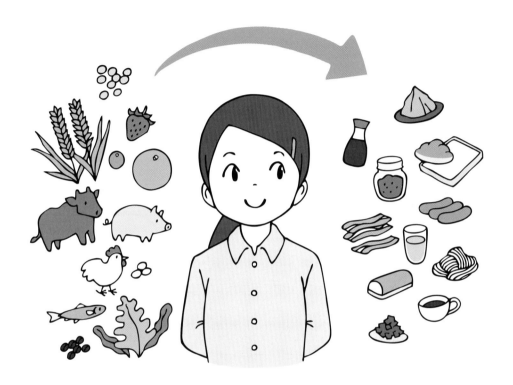

　日々消費されている食品は，肉，魚，野菜・果実などの生鮮食品を除くと，その8割が加工食品です．食品加工の目的は，①嗜好性を向上させ，②保存性を付与する，ことといっても過言ではありません．また，健康との関わりで高い関心が払われている保健機能食品も（機能性表示食品の一部を除いて）加工食品です．序章では，食品加工の基礎である「保存の原理」とともに，注目される保健機能食品についても学習します．

到達目標 ☑

☐　加工食品の意義について説明できる．

☐　食品の保存技術について説明できる．

☐　保健機能食品について説明できる．

☐　特別用途食品について説明できる．

1. 食品加工・保存の基礎

1) 食品とは

食品には，安全性を前提として次の3つの機能が求められる.

第一次機能	生命活動に不可欠な栄養素が含まれている（栄養性）
第二次機能	食品組成や食品成分が生体の感覚に影響する働き（見た目（外観），味，におい（香りなど），食した時の口触りなど）（嗜好性）
第三次機能	生体リズムの調節，生体防御，疾病予防など体内の恒常性を維持する機能（生体調節機能性）

これらは，食品を機能面からみたものであり，おのおの独立した働きではなく，互いに補完する関係にある（図1）.

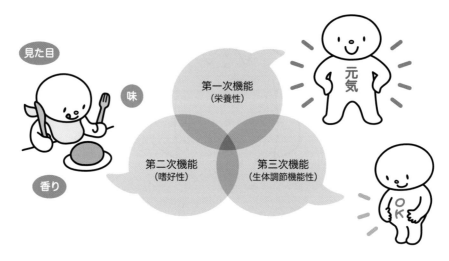

図1　食品の機能

2) 加工食品とは

食品の保存性，嗜好性や利便性を高めたものが加工食品である. 微生物作用を利用した発酵食品であるみそ，しょうゆなどの調味料，パン類，ビールや清酒などの酒類，電子レンジで解凍しすぐに食することができる包装された冷凍食品，さらに健康維持増進に寄与する保健機能食品など，いずれも加工食品である.

3）食品の保存技術

　食品の保存を高める技術として，①水分活性の低下，② pH の低下，③燻煙処理，④低温（冷蔵，冷凍）保存，⑤殺菌による保存，⑥雰囲気ガス組成の調節による保存，⑦食品添加物の使用などがあげられる．加工食品には，これらの方法が取り入れられており，生鮮品のみでは得られない，嗜好性が高く，また保存性に優れた食品の製造が可能となっている．

（1）水分活性の低下

①　食品中の水と水分活性

　水は多くの食品において最も多く含まれている成分であり，食品中の微生物の増殖，すなわち腐敗に大きく関係する．食品中の水は結合水と準結合水，自由水に分類される．

　結合水は自由水と比較して，①蒸発しにくい，②微生物に利用されにくい，③凍結しにくい，④化学反応と酵素反応に利用されにくい，⑤塩類などの溶質を溶解しにくいなどの特性を持っている．食品の品質変化は，自由水の量を調節することで制御できる．

結合水	たんぱく質，ペプチド，炭水化物，塩類，ならびに食品の組織成分と水素結合しており，自由に運動できず食品組成成分と結びつき，水の単分子層を形成している．
準結合水	食品組織成分の結合水の周りに多層吸着されている水で，食品の可溶性成分を溶解している．
自由水	束縛されることなく，自由に運動しているため，塩類などの溶質の溶媒になることができる．自由水は，食品における化学反応，酵素反応，微生物の増殖に関係している．

②　水分含量と水分活性

　食品の結合水（準結合水を含む）と自由水を合計したものが食品の水分含量である．同じ水分含量でも結合水と自由水の割合が異なると，微生物による食品の腐敗のしやすさ，乾燥のしやすさ，保存性が変わってくる．微生物の生育や酸化，褐変など化学反応に直接関与することができる水分の指標として，水分活性（water activity, Aw）が用いられる．

$$水分活性　Aw = P / P_0$$

　ここで，P_0 はある温度における純水の水蒸気圧，P はその温度における食品の示す水蒸気圧（P）である．

　水分活性は，相対湿度で考えると理解しやすい．例えば，25 ℃の条件下で，純水の飽和水蒸気の示す相対湿度は 100 ％である．他方，ある食品が示す相対湿度が 90 ％とすると，ある食品の水分活性　Aw = 90 ％ / 100 ％ = 0.9 となる．

③　水分活性と微生物

　水分活性 Aw が 0.6 〜 0.9 の食品類は微生物的にかなり安定で保存性が高い．これは食品腐敗に最も関係の深い細菌類が Aw 0.9 以上では発育し，0.9 以下では発育しにくいためである．一般的な細菌類は Aw 0.9，酵母は Aw 0.88，カビ（真菌類）は Aw 0.8 以上で繁殖する．

　食品は，水分活性 Aw により一般的に以下のように，多水分食品，中間水分食品，低水分食品に分けられる．

	Aw	水分含量	
多水分食品	0.9 以上	40 ％以上	野菜，果実，肉，魚介類，水産練り製品，食肉加工品，チーズ，パンなど
中間水分食品	0.65 〜 0.85	15 ％〜 40 ％	ジャム，マーマレード，佃煮，ドライソーセージ，魚の干物，塩辛，乾燥果実，宇宙食など
低水分食品	0.65 以下	15 ％以下	ビスケット，脱脂粉乳，緑茶，乾燥野菜など

④　水分活性の低下方法

　水分活性を低下させる技術が，塩蔵，糖蔵，乾燥，濃縮などの方法である．

塩蔵	生鮮 3 品（魚，肉，野菜・果実）を塩漬けにして食品の保存性を高めること．食品の水分活性を低下させ微生物の増殖を抑制するほか，浸透圧作用で細菌の原形質分離を起すことによる増殖抑制，微生物に対する塩素イオンの直接の作用，高濃度食塩溶液中での酸素の溶解度低下に伴う好気性細菌の増殖抑制などの効果もある．
糖蔵	食品材料に砂糖などの糖類を加えて保存性を高めること．食品の水分活性を低下させ微生物の増殖を抑制するほか，浸透圧作用で細菌の原形質分離を起すことによる増殖抑制作用もある．代表例として，ジャム，加糖練乳，糖濃度の高い菓子類などがある．
乾燥	天日，加熱，通風，凍結真空などにより食品の水分（ほとんどの自由水）を除去すること．乾燥に用いる方法によって，天日乾燥，熱風乾燥，噴霧乾燥，凍結真空乾燥，マイクロ波乾燥などがある．乾燥の程度は食品の種類により異なる．食品加工における乾燥は，単に水分量を減ずるだけでなく，食品の物理的，化学的，生物的な特徴を変え，保存性を高め，新たな商品性を生みだすことが多い．
濃縮	主に牛乳や果汁などの液状食品の容量減少を目的に水分を除去すること．自由水が減少するために微生物腐敗や褐変反応を抑制でき，流通保管コストが削減できる．蒸発（真空）濃縮，逆浸透（RO）膜濃縮，凍結濃縮などの方法がある．

　一般に乾燥により水分が少なくなると保存性は増すが，ある一定量以上の水分を除くと，逆に食品成分の酸化などにより保存性が低下する．これは乾燥に伴って，水分活性 Aw が低下し微生物が繁殖できなくなり，酵素反応による変質，非酵素的褐変反応が抑制されるため，保存性がよくなる．しかしある範囲を越えて乾燥を進めると，食品組成成分と結び

ついた水の単分子層が破壊され，食品組織が直接空気にふれて酸化されやすくなり食品が劣化する．特に脂質含量の多い食品では Aw 0.3 以下で酸化が進行しやすい（油焼け）．最終水分量の目安は，単分子層を形成する水分量となる．

(2) pH の低下

　微生物の増殖には，それぞれ最適な pH の範囲がある．一般細菌では最適 pH は 7 付近で，pH 3.5 以下では生育できない．カビ・酵母では最適 pH は 4.0 ～ 6.0 の酸性域にあり，pH 3.0 以下では繁殖はほとんど抑制される．例外として乳酸菌や酢酸菌のような酸性でよく繁殖する細菌類もある．一般に，pH の低下は，微生物繁殖を抑制するために，食品に酸を添加することで保存性を高めることができる．

　食品に添加する酸は，塩酸などの無機酸に比べ酢酸やクエン酸などの有機酸の方が，香味がよく生理的にも優れている．微生物に対する増殖抑止効果（抗菌作用）が高い．有機酸の抗菌作用は，酢酸＞コハク酸＞乳酸＞リンゴ酸＞酒石酸，クエン酸の順である．また，酸単独の保存効果よりも，食塩や糖の添加，加熱殺菌などと併用することにより，保存効果は増す．特に，近年の低塩化には，酸との併用が多く利用されている．

　pH を低下させた食品として酢漬けがある．酢漬けは食品を酢でつけたもの，あるいは，塩漬けして乳酸発酵させたものの総称である．酢として酢酸，乳酸，クエン酸などが，他にレモンなどの果汁も用いられている（梅干，寿司，ぬか漬け，ラッキョウ漬け，ピクルス，サワークラフトなど）．

(3) 燻煙処理

　燻煙とは，広葉樹木の不完全燃焼によって生じる煙によって，食品をいぶし保存性とともに，燻煙臭などの好ましい風味を与える方法．ハム，ソーセージ，ベーコンなどの畜肉類，さけ，ます，などの魚介類の燻製品がある．保存性が高まるのは，燻煙中に強い抗菌作用を持つ各種有機酸類，アルコール類およびアルデヒド類などが，食品表面に付着し，その一部が内部に浸透するためとされている．

　燻煙方法は冷燻法，温燻法，熱燻法，また，木酢液に漬け込む液燻法に区分される．

　燻煙に用いる木材は，一般に樹脂が少ない落葉広葉樹（カシ，サクラ，ナラ，クヌギなど）が用いられる．樹脂分の多いマツやスギなどは燻煙材としては不向きである．

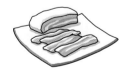

冷燻法	塩漬けした原料を常温（15 〜 30 ℃）で数日から3週間ほど燻煙する方法である．水分は 40 ％以下となり，燻煙成分がよく食品中に浸透するため保存性がよいが，口触りは硬く風味がやや欠ける．骨付きハム，ベーコン，ドライソーセージなどがある．
温燻法	調味を目的に，原料を 50 〜 80 ℃で数時間燻煙する方法である．水分含量は 50 ％以上であり，冷燻法に比べ，水分が多く保存性は低いが，肉質はやわらかく風味がよい．各種ソーセージなどがある．
熱燻法	高温短時間で燻煙処理を行うため，表面のたんぱく質は熱変性し凝固するが内部は柔らかいままである．スペアリブ，ひめますなどがある．
液燻法	木材を乾留したときに得られる液体（木酢液）を精製して燻液をつくり，この燻液に肉製品を浸すか，燻液を肉製品の表面に噴霧し，燻煙と同様の効果をねらったものである．鯨肉の燻製品などがある．

(4) 低温（冷蔵，冷凍）保存

① 保存方法

　食品の鮮度低下や微生物による腐敗を抑制し品質を保持するために，低温で保存することが広く行われている．これは，微生物の増殖，食品成分の酸化反応や酵素反応を抑制できるためである．ただし，どんな低温でも微生物を完全に死滅させることは不可能なため，低温保存は一時的な保存法と留意しておく必要がある．

冷蔵		0 ℃〜 10 ℃	凍結せず解凍の必要がなく利便性が高い．特に野菜・果実などの青果物では常温より呼吸量が抑えられ鮮度が保たれ，また包装された一般的な食品の化学的な変化も抑制されるため品質劣化は少ない．
新温度帯	チルド温度帯	− 5 〜 5 ℃	氷結点により近い低温で，食品を凍結することなく保存する方法である．食肉，魚，それらの加工品，乳製品，デザートなどの保存に使われている．
	氷温貯蔵法	氷結点から 0 ℃まで	凍結することなく保存する方法である．食品の氷結点ぎりぎりの温度管理が必要である．
	パーシャルフリージング法	− 5 〜 − 2 ℃	部分凍結状態にして保存する方法である．たんぱく質の変性が少なく味・風味がよいため，刺身の保存には最適とされている．ただし，凍結障害に弱い野菜・果実などの青果物には適用できない．
フリーズフロー		− 10 ℃	ホイップクリームやケーキ類など砂糖を多く含む食品は，− 10 ℃程度でも凍結せず流動性があり，解凍の必要がない．
冷凍		− 18 ℃	完全に凍結させた凍結貯蔵

② 低温保存の特徴

低温保存の特徴を以下にあげる.

低温障害	野菜・果実などには，低温貯蔵によって組織の軟化や表面の陥没，黄色化や黒色化が起こる場合があり，低温障害と呼んでいる．特に，熱帯あるいは亜熱帯産の野菜・果実に低温障害が顕著である.
低温による呼吸量抑制	野菜や果実などの青果物は，この呼吸を抑制することにより，保存性を高めることができる．一般に，温度が10℃上昇すると呼吸量は2〜3倍に増える（温度係数 Q 10 * ＝ 2〜3）．反対に 10℃下げると呼吸量を 1/2〜1/3 に抑制することができる．ただし，低温障害や凍結障害に注意する.
低温による化学反応の抑制	食品の品質低下を起こす酵素反応や酸化反応は，呼吸量と同様に，温度が10℃上昇すると反応速度は2〜3倍に増える（温度係数 Q 10 * ＝ 2〜3）．反対に 10℃下げると反応速度を 1/2〜1/3 に抑制することができる．温度を低くすればするほど，食品成分の化学的変化は抑制される.
食品の冷凍	冷凍食品の製造において，−1〜−5℃の氷結晶が大きくなる温度帯（最大氷結晶生成温度帯）を急速に通過させる急速凍結法では，微細な氷結晶が均一に分散されるため，解凍時の成分流出が軽減され，よい品質が保たれる．一方，緩慢に通過する緩慢凍結法では，まず食品内の自由水が凍り氷結晶となり，次に細胞内の水が外に出て，さらに大きい氷結晶へと成長するので，氷結晶が大きくなる．その結果，細胞組織は破壊され食感を悪くし，解凍時のドリップは多量となり，味や香りを損なう．このため，食品の冷凍は，急速に行うことが重要である.
油やけ（冷凍やけ）	魚介類や食肉などの脂質の多い冷凍品は，食品の表面が乾燥され空気に接すると不飽和脂肪酸が酸化され褐変すること.
グレージング（氷衣）	油やけを防止するため，あらかじめ食品の表面を 5 mm 程度の氷の皮膜で覆うこと.
ブランチング（湯通し）	青果物において，そのまま冷凍すると酸化酵素により褐変などの著しい品質低下が生じる．このため，あらかじめ1〜2分程度の高温蒸気や熱風を吹きつけ，酸化酵素を失活させ，褐変などの品質劣化を防止する.

＊温度係数 Q10 ：一定の温度範囲内において 10℃の温度上昇に伴う反応速度や呼吸の倍率.

(5) 殺菌による保存

食品の腐敗は微生物に起因している．すべての微生物（芽胞と含む）を完全に殺すことを滅菌，特定（主として病原性）の微生物を殺滅することを殺菌，微生物の増殖を抑制することを静菌という．また微生物を精密ろ過膜でろ過して除去することを除菌と称している．滅菌は最も保存性が高いが，これには，高温・長時間を要するため食品品質を著しく低下させる．殺菌といっても，すべての微生物を殺しているわけではないことに注意する.

一般食品では，食品成分などの条件によって特定の菌だけが繁殖することが多い．食品によって対象となる微生物が異なるため，それぞれに効果的な殺菌が行われる．これを，商業的殺菌と呼んでいる.

① 加熱殺菌

　加熱殺菌は，ほとんどが缶詰，びん詰，レトルトパウチ食品に適用され，食品の種類，対象微生物，保存期間などによって処理方法が異なる.

　殺菌温度により，低温殺菌（100 ℃以下の殺菌）と高温殺菌（100 ℃以上の加圧殺菌）に大別される. 低温殺菌は清酒，ビール，しょうゆ，ジュース類や果実類の缶詰などに使用されている. 高温殺菌（滅菌）は，一般に高圧蒸気釜（レトルト）が用いられ，中心温度120 ℃，4分間の条件で殺菌（滅菌）される. 水産物，畜産物，野菜類の缶詰・びん詰，レトルト食品などに使用されている.

　牛乳ではいくつかの殺菌法（加熱温度と保持時間）があり，用途によって変えている.

　　低温保持殺菌（LTLT：Low temperature long time）：63 ℃，30 分間

　　高温短時間殺菌（HTST：High temperature short time）：75 〜 85 ℃，15 秒間

　　超高温瞬間殺菌（UHT：Ultra high temperature）：120 〜 130 ℃，2 〜 3 秒間

ⅰ）缶詰・びん詰

　原材料を前処理し，可食部を容器に肉詰め後，脱気・密封・加熱殺菌・冷却処理した保存食品である. 殺菌条件は，肉詰めする食品の pH，水分活性，内容量などにより異なるが，果汁のような低 pH のものは，80 〜 95 ℃の 100 ℃以下の低温殺菌でも目的を達する. 一方，魚介類などのように pH が中性に近い食品（pH 4.6 以上）は，殺菌の指標がボツリヌス菌であり，芽胞を含め滅菌されることが条件とされている. そのため，中心温度120 ℃，4 分間以上の条件で滅菌される（ただし，フラットサワー菌の滅菌では，中心温度121 ℃，10 分間）.

　缶詰は，長期保存中に缶と食品の化学反応を起こし，腐食や異臭発生を生じることがある. 一方，びん詰は，容器との化学反応はないが，光酸化による変色や退色を生じる. また，容器自体が重く，機械的強度と熱伝導性が低いため温度急変に対して弱い.

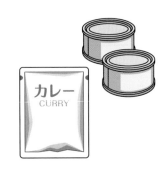

ⅱ）レトルトパウチ

　高温に耐えるプラスチックフィルムとアルミ箔の積層したラミネートフィルム袋に，調理済みの食品を入れて密封・加熱・殺菌されたものである. フィルム袋は薄いため熱伝導率が高く，短時間で殺菌可能なため，品質劣化を抑制できる. 1 〜 2 年間保存できる.

ⅲ）無菌包装

　滅菌された食品を，殺菌された容器に無菌室内で密封充填することである. 缶詰やレトルトパウチは，食品を充填した後に加熱殺菌する. 一方，無菌包装は全工程が無菌システムになっている. ロングライフ牛乳（LL 牛乳），スープ類，乳飲料，米飯などがあり，常

温で保存できる．近年では完全な無菌ではない豆腐やもちなども無菌充填といっている．

② 食品照射による殺菌

ⅰ) 放射線

　放射線には，放射性同位元素から出る α 線，β 線，γ 線，その他に中性子線，陽子線，電子線，X 線などがある．放射線照射によって，食品に付着している腐敗細菌や病原菌の殺菌，害虫駆除，農産物の発芽や発根抑制，熟度調節などの効果がある．食品照射は国際的には主に殺菌を目的に β 線，γ 線が利用されている．β 線は，γ 線に比べて透過性が弱いため穀類などの表面照射に効果がある．放射線殺菌は照射による熱の発生が少ないことから，冷殺菌と呼ばれている．

　日本では，じゃがいもの発芽抑制のみ食品照射が認められている．0.05 〜 0.15 kGy 程度の照射で十分に発芽抑制ができ，常温で 6 か月以上保存が可能である．

ⅱ) 紫外線 (10 〜 400 nm の波長の光線)

　紫外線のうち，200 〜 280 nm の波長のものは殺菌効果があり，特に，254 nm の紫外線は強い殺菌効果を持つため殺菌線という．放射線に比べ透過性がないため，食品表面の殺菌に有効である．工場内の殺菌，飲料水の殺菌，包丁，食品や容器に付着した微生物殺菌に利用されている．

ⅲ) マイクロ波

　マイクロ波 (2.45 GHz) 照射により食品中の水分子が分子運動を起こし，分子同士の摩擦により発生する熱を利用し，加熱殺菌する方法である．

ⅳ) 赤外線

　照射した赤外線が食品表面で熱に変換され殺菌する方法である．

③ その他

　高周波 (パンなど)，ガス (食品には未許可だが，化粧品材料，医療器具など)，殺菌剤 (工場での洗浄殺菌)，ろ過 (ビール，ブドウ糖・果糖などの液糖の除菌) などを用いる方法がある．

(6) 雰囲気ガス組成の調節による保存

　野菜・果実などの青果物は，収穫後も呼吸し代謝作用を進めるため，栄養成分の減少などの品質の低下につながる．品質を保持するための呼吸抑制は，低温による呼吸抑制と合せ青果物を取り巻く空気，すなわち雰囲気ガス組成の調節による抑制効果がある．

① CA 貯蔵 (Controlled atmosphere storage)

　CA 貯蔵は，貯蔵庫内のガス組成を低酸素・高二酸化炭素状態に調節することにより呼吸を抑制し保存する方法であり，低温・高湿度状態下で貯蔵されている．空気中の酸素濃

度は約 21 %，二酸化炭素濃度 0.03 %である．CA 貯蔵では，酸素濃度を 3 〜 10 %に，二酸化濃度を 5 〜 10 %に制御して，低温保存すると，普通の冷蔵に比べ，1.5 〜 2 倍長期間品質保持できる．この貯蔵は，特に，クライマクテリック型果実の貯蔵において効果的である．

クライマクテリック型果実	成熟過程の後半で呼吸の一過性上昇現象（クライマクテリック・ライズ）がみられる果実（りんご，バナナ，西洋なし，もも，メロン，トマト，マンゴーなど）のことである．呼吸上昇前に収穫，保存することにより，呼吸の一過性上昇を抑えることができるため，品質のよい果実の長期保存が可能となる．りんごの長期貯蔵で実用化されている．
嫌気的呼吸	雰囲気ガスの酸素濃度が低い状態での呼吸である．アルデヒドやアルコールなどを発生し品質が低下する．無気呼吸ともいう．
CO_2 障害	雰囲気ガスの二酸化炭素濃度が高いと，異臭や褐変などが生じ，品質が劣化すること．

② MA 包装 （Modified atmosphere packaging）

野菜・果実などの青果物をポリエチレンなどのプラスチック袋で密封すると，貯蔵中における水分蒸散が抑制され，青果物自身の呼吸作用により包装内の雰囲気ガス組成が，低酸素濃度・高二酸化炭素濃度状態となっていく．また，フィルムにガス透過性があるため，わずかずつ酸素と二酸化炭素の出入りがあるので，一定のガス組成となり一種の CA 貯蔵状態となる．このような貯蔵法を MA 包装と呼んでいる．CA 貯蔵のようなガス組成の調整はしていないので長期貯蔵には不向きである．

③ ガス置換による包装

保存容器（袋）中の酸素を不活性ガスの窒素や二酸化炭素に置換することによって，酸化反応や好気性微生物による品質劣化を抑制する貯蔵法である．米の保存（冬眠米）に用いられている．

④ 吸湿剤，脱酸素剤による保存

食品の品質劣化を抑制し，品質保持期間を延長するために，吸湿剤，脱酸素剤，エチレン除去剤などが用いられている．

吸湿剤	用途によってシリカゲル，塩化カルシウム，合成ゼオライトを使用している．
脱酸素剤	微細鉄粉を使用し鉄（Fe^{2+}）が空気中の酸素で酸化され Fe^{3+} に変化する際に，酸素を消耗することを利用したものである．容器中の酸素濃度を 0.1 %以下に長期間維持できるため，油脂分の多いお菓子などの酸化防止が可能である．

(7) 食品添加物の使用

食品の安全,品質劣化の抑制のため食品に添加される食品添加物は,食品衛生法によると,

「食品の製造の過程においてまたは食品の加工もしくは保存の目的で食品に添加，混和，湿潤その他の方法によって使用するもの」と定義される. 保存料，防カビ剤，酸化防止剤のほか，甘味料，香料，増粘剤など多種多様な物質があり，化学合成されたものと天然物から抽出されたものがある.

保存料	微生物の発育・繁殖を抑制する作用があるもので，対象食品や使用量など規定されている.
防カビ剤	カビが生えやすい柑橘類とバナナに限って使用が認められている添加物で，それぞれ最大残存量が規定されている.
酸化防止剤	食品に含まれる油脂や食用油脂製品は，酸素により自動酸化され品質劣化を起こす. この油脂酸化物は，食品の劣化のみならず，胃腸障害をもたらし食中毒の原因ともなる. これを防止するのが酸化防止剤である.

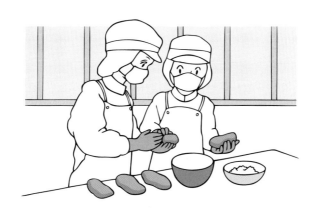

4）食品の加工技術

　食品加工の目的は，農畜水産物の可食化，安全性の確保，嗜好性の向上，栄養性・機能性の向上，保存性の向上，利便性・簡便性の付与，経済性の改善などである. 食品加工における基本操作は，物理的な操作，化学的な操作，生物学的な操作の3つに大きく分けられる.

（1）物理的な操作による加工法

　物理的な操作は主に可食部の分離分画，混合，成型などを機械的処理によって行い，また加熱（冷却）によって殺菌，濃縮，食品成分の機能特性の変換を行う. 原料から非栄養成分や有害成分の除去，栄養成分の消化性の向上などにも有効である.

① 粉砕（製粉）

　穀類，豆類，いも類などを細かく砕き，粉末の製品にする操作を粉砕といい，一般に製粉とよばれる．乾式粉砕がよく用いられるが，白玉粉などの製造には湿式粉砕を用いる．また，粉砕は篩別と組み合わせて用いられることが多い．

② 搗精（精白）

　穀類の種実（主に玄米）から糠層（果皮，種皮，糊粉層）や胚芽を除き，食用に供しやすい状態にする操作を搗精，または精白という．

③ 撹拌，混合，乳化，混捏

　加工食品の製造には欠かせない操作であり，原料を混合したり，液体と粉体を混合したりして，製品の均質化を図る．また加熱，溶解，反応などを促進することができる．

ⅰ）乳化

　通常では混ざり合わない2つの液体を，高速撹拌装置などを用いて強制的に混ぜ合わせる操作である．水中油滴型のエマルションであるマヨネーズ，油中水滴型のエマルションであるバターやマーガリンの製造に用いられる．

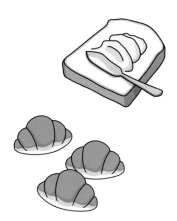

ⅱ）混捏

　原料を捏ね混ぜる操作であり，パンやめん類の生地，水産練り製品用のすり身，あるいはチョコレートの製造など，固着性，粘性の高い製品をつくる場合に用いられる．

④ 分離

　目的とする成分を原料から効率よく取得するための操作であり，成分間の性質の違いを利用して行う．

ⅰ）固体と固体

　粒形，比重，磁気などの差を利用して分離する．篩を用いて穀類，豆類，粉類や夾雑物を分離する篩別（粒形の差），風の力を利用して分離する風選（比重の差），あるいは磁石を用いて原料中の鉄片，鉄くぎなどの夾雑物を除去する磁気的分離などがある．

ⅱ）液体と固体

　食品加工では最も多く用いられる操作であり，溶解性と比重の差を利用して行うことが多い．ろ紙やろ布を用いて固液分離を行うろ過（溶解性の差），清酒やしょうゆなどのおり引きに用いられる沈降（比重の差），微生物菌体など比重差の小さい場合に用いられる遠心分離などがある．

⑤　加熱

　加熱操作は食品加工の工程で広く利用されており，加熱方法もその目的によって異なる．水を媒体とする湿式加熱と，放射熱や油などを媒体とする乾式加熱がある．

湿式加熱	ゆでる	原料を多量の沸騰させた水の中で加熱する方法．
	煮る	原料を水や調味液と加熱する方法．常圧法と加圧法がある．
	蒸す	原料や水蒸気の潜熱を利用して加熱する方法．加熱処理の他，びん詰や缶詰などの殺菌にも利用される．
乾式加熱	焼く	直接加熱と間接加熱がある．直接加熱は網焼きや串焼きなど，間接加熱は石焼き，包み焼き，鉄板焼き，天火焼きなどである．水の沸点をはるかに超える高温（200 ～ 300 ℃）で加熱するため，加熱中に原料の水分が蒸発することによって，原料の水分量は減少するとともに，表面は脱水・乾燥して硬くなる．
	揚げる	原料を多量の油の中で加熱する方法．
	炒める	原料を少量の油を用いて加熱する方法．

⑥　蒸発，濃縮

　目的とする成分の濃度を高めたり，保存性を向上させたりするために行う．

ⅰ）蒸発

　液体がその表面で気体に変化する現象である．大豆やなたねに含まれる油脂の抽出に有機溶剤（ヘキサン）が用いられるが，この有機溶剤を蒸発させて油脂を取得するために利用される．

ⅱ）濃縮

　液体を蒸発させて固形物濃度を高めることで，ジャムやトマトピューレの製造などに利用される．

⑦　蒸留

　沸点の異なる液体の混合物を加熱などにより蒸発させ，沸点の差により液体を分離する方法である．蒸留酒であるウイスキー，ブランデー，焼酎などの製造に利用されており，蒸留法として常圧蒸留，減圧蒸留，水蒸気蒸留などが知られている．

⑧　加圧

　水を媒体として，食品材料に 2000 ～ 6000 気圧の超高圧力を加え，加熱処理を行わずに多糖類のゲル化やたんぱく質の変性を生じさせる．栄養素や風味の消失，着色がなく，同時に殺菌もできる．ジャムやジュースの製造，肉の加工などに応用されており，新しい食品加工技術として期待されている．

（2）化学的な操作による加工法

　化学的な操作には，酵素的および非酵素的な化学反応（水素付加，加水分解など）によって食品成分を化学変化させ，付加価値の高い食品素材に変換するために行う.

操　作	方　　法	食品例
水素付加 （硬　化）	油脂の不飽和脂肪酸の二重結合に水素を付加して飽和結合にする方法.	精製油に水素を付加してトランス型脂肪酸を製造する.
加水分解	反応物と水が反応して，生成物に分解する方法 ①でんぷんをシュウ酸で加水分解 ②脱脂大豆のたんぱく質を塩酸で加水分解	①水あめの製造 ②化学しょうゆの製造
エステル交換	グリセリドの脂肪酸の配置を変える反応. ①油脂とアルコールの反応（アルコリシス） ②油脂と油脂の反応（インターエステリフィケーション） ③油脂と脂肪酸の反応（アシドリシス）	①界面活性剤の製造 ②製菓，製パン用のショートニング製造
剥　皮	果実のびん詰や缶詰製造時に薬品処理により剥皮を行う方法. ①$0.5 \sim 1$％塩酸溶液と$0.1 \sim 0.8$％水酸化ナトリウム溶液で処理 ②$2 \sim 4$％水酸化ナトリウム溶液で処理	①みかんの剥皮 ②ももの剥皮
ゲル化	食品の食感を改善する. ①寒天・ペクチン ②アルギン酸・植物種子から分離したローカストビーンガム，微生物産生のキサンタンガム ③でんぷん ④コラーゲンを熱変性したゼラチン	①ゲル化剤・増粘剤 ②増粘剤・安定剤 ③増粘剤 ④ゲル化剤，増粘剤
乳　化	本来は混ざり合わない2つの液体（水と油）をエマルションにすること. ①水中油滴型（O/W, oil in water） ②油中水滴型（W/O, water in oil）	①マヨネーズ ②バター
色調の安定化	変色による品質低下防止のために薬品などの処理により色調を安定化する方法. ①発色剤（硝酸カリウム，亜硝酸ナトリウム） ②金属イオンによる色の固定化（ミョウバン，鉄くぎ） ③酸による着色 ④アルカリによる変色防止	①ハム，ソーセージなどの畜肉加工 ②なすの漬物，黒豆の煮豆 ③梅干しの製造 ④緑黄色野菜の鮮やかな発色
沈　殿	溶液の微粒子を化学反応で集積，沈殿させて生成物を得る方法. ①比重の違いによる沈殿 ②等電点を利用した沈殿 ③凝固剤を添加した沈殿	①でんぷんの分離 ②大豆たんぱく質，牛乳たんぱく質の調製 ③豆腐の製造

抽　出	液体または固体の混合物から溶媒を用いて，特定の物質を抽出分離する方法． ①有機溶剤（ヘキサン）による抽出 ②純水による抽出 ③熱水による抽出	①種実からの油脂の抽出 ②コーヒー，紅茶，緑茶などのエキスの抽出 ③甜菜糖抽出
吸　着	気体または液体を多孔質またはイオン交換能をもった固体などに吸着させる方法 ①活性炭 ②酸性白土 ③シリカゲル	①油脂，水，水溶液の脱色，精製 ②油脂の脱色，脱臭 ③加工包装食品の除湿剤
吸　収	二酸化炭素を水に吸収させる方法	炭酸飲料の製造

(3) 生物的な操作による加工法

　生物的な操作は，生物である原料の生命現象をそのまま活用する操作（熟成，発芽など）と，微生物の生命機能を活用する発酵がある．発酵では，微生物が増殖しながら生産するさまざまな酵素を利用して目的物を生成する．新しい技術により安価で大量に酵素そのものの取得が可能になったため，酵素を直接，食品加工に利用することも可能になっている．

①　酵素を利用した加工

　酵素は生体触媒であり基質特異性が高いため，温和な条件下で特定成分の化学反応（加水分解，異性化反応など）を選択的に行うことができる．市販されている酵素製剤は微生物由来の他，植物由来あるいは動物由来のものがあり，食品加工分野では広く利用されている．

食　品	酵素（起源）	作　用	効　果
パ　ン	α-アミラーゼ（カビ）	でんぷんの分解	パン生地粘度の調節，発酵の促進，鮮度・軟らかさの保持
	プロテアーゼ（カビ，細菌）	小麦グルテンの分解	パン生地伸展性の増強，混捏時間の減少，生地体積の増加，焼き上がり色調の改善
ビール	パパイン（パパイア） プロテアーゼ（カビ，細菌）	たんぱく質の分解	ビール中の冷却凝固物（たんぱく質-タンニン複合体）の沈殿防止
	β-グルカナーゼ（カビ，細菌）	β-グルカンの分解	麦芽由来 β-グルカンの分解によるろ過の目詰まりの防止
清　酒	アミラーゼ（カビ）	でんぷんの分解	四段掛けにおける蒸米の糖化とエキスの増加
	プロテアーゼ（カビ，細菌）	たんぱく質の凝集	たんぱく質性沈殿（白ボケ）の沈降促進
み　そ	プロテアーゼ（カビ，細菌）	たんぱく質の分解	大豆たんぱく質の分解促進
しょうゆ	プロテアーゼ（カビ，細菌）	たんぱく質の分解	たんぱく質分解の促進による速醸

チーズ	レンニン（キモシン） （子牛の第4胃, カビ, 細菌, 酵母）	κ-カゼインの部分分 解	カードの形成
	リパーゼ（カビ, 膵臓）	脂肪の分解	脂肪酸の生成によるチーズフレー バーの改良
	カタラーゼ（カビ）	過酸化水素の分解	牛乳の殺菌に用いた過酸化水素の除 去
果汁	ペクチナーゼ（カビ）	ペクチンの分解	果汁混濁の原因物質ペクチンの分 解, 搾汁効率の増強, 果皮分解物の 除去
	ナリンギナーゼ（カビ）	ナリンギンの分解	かんきつ類苦味成分の分解除去
	ヘスペリナーゼ（カビ）	ヘスペリジンの分解	みかん缶詰の白濁物質の分解
	アントシアナーゼ（カビ）	アントシアニンの分解	過剰色素を含むジャム・果汁の脱色
果糖濃縮液	グルコイソメラーゼ （放線菌）	グルコースの異性化	果糖ぶどう糖液糖（異性化糖）の製 造
転化糖	インベルターゼ（酵母）	ショ糖の分解	転化糖の製造, 食品の糖の晶析防止
アイスクリーム	ラクターゼ（酵母）	乳糖の分解	乳糖の晶析防止, 牛乳の乳糖除去
肉	パパイン（パパイア） プロテアーゼ(カビ, 細菌)	たんぱく質の分解	調理前または缶詰前の肉の軟化, 自 己消化の促進
小麦加工品 畜肉加工品 魚肉加工品	トランスグルタミナーゼ （細菌）	たんぱく質間の架橋 形成	たんぱく質の物性改良（ゲル形成能 向上, 耐熱性の改善, 疎水性付与）， 成形肉の製造

② 微生物を利用した加工

　みそ, しょうゆ, 納豆, チーズ, ヨーグルトをはじめ, さまざまな発酵食品に微生物（カ
ビ, 酵母, 細菌）が用いられている.

食品名	原　料	主な微生物		
		カ　ビ	酵　母	細　菌
ワイン	ブドウ		*Saccharomyces* 属 （ワイン酵母）	
ブランデー	ブドウ		*Saccharomyces* 属 （ワイン酵母）	
ビール	大麦, 麦芽		*Saccharomyces* 属 （ビール酵母）	
ウイスキー	大麦, 麦芽		*Saccharomyces* 属 （ビール酵母）	
清　酒	米, 米こうじ	*Aspergillus* 属 （こうじカビ）	*Saccharomyces* 属 （清酒酵母）	

焼　酎	米, 米こうじ, 麦, そば, サツマイモ	*Aspergillus* 属 （こうじカビ）	*Saccharomyces* 属 （清酒酵母）	
みりん	米, アルコール	*Aspergillus* 属 （こうじカビ）		
み　そ	大豆, こうじ （米, 麦, 大豆）	*Aspergillus* 属 （こうじカビ）	*Zygosaccharomyces* 属 *Candida* 属 （耐塩性酵母）	*Tetragenococcus* 属 （耐塩性乳酸菌）
しょうゆ	大豆, 小麦	*Aspergillus* 属 （こうじカビ）	*Zygosaccharomyces* 属 *Candida* 属 （耐塩性酵母）	*Tetragenococcus* 属 （耐塩性乳酸菌）
米　酢	米	*Aspergillus* 属 （こうじカビ）	*Saccharomyces* 属 （清酒酵母）	*Acetobacter* 属 （酢酸菌）
かつお節	カツオ	*Aspergillus* 属 （こうじカビ）		
納　豆	大　豆			*Bacillus* 属 （納豆菌）
チーズ	牛　乳	*Penicillium* 属 （青カビ）		*Streptococcus* 属 *Lactobacillus* 属 （乳酸菌）
ヨーグルト	牛　乳			*Streptococcus* 属 *Lactobacillus* 属 *Leuconostoc* 属 （乳酸菌）
漬　物	野　菜			*Lactobacillus* 属 *Leuconostoc* 属 *Tetragenococcus* 属 （乳酸菌, 耐熱性乳酸菌）
パ　ン	小　麦		*Saccharomyces* 属 （パン酵母）	

2. 機能性を表示できる食品

1) 保健機能食品とは

　食品の生体に対する調節機能に着目した研究の進展に伴い，多くの食品素材から分泌系，神経系，循環器系，消化系，免疫系などを調整する食品成分や，抗変異性，抗酸化性，発がん抑制作用，血圧調節作用，生体防御性，コレステロール調節作用，整腸作用など，健康の維持・増進にプラスに作用する機能性を持つ成分（機能性成分）が明らかにされてきた．これら食品成分の持つ生体調節機能を活用して食品に新しい機能（整腸機能，疾病予防など）を付与するため，機能性成分を分離・濃縮し，それを通常の食品に配合し，配合率や配合後の食品形態を適正に設計・作成した食品を機能性食品（functional foods）と呼ぶ．この機能性食品は保存性に優れた加工食品であり，その製造には食品加工学の理解が不可欠である．

　機能性食品という用語は法的な規定がない．2013（平成 25）年には，食品表示に関する法律を一元化した食品表示法が公布され，消費者庁が所管とされた．2015（平成 27）年 3 月に食品表示法に基づく食品表示基準が公示され，2015（平成 27）年 4 月から施行された（表 1）.

表 1　保健機能食品の制度および表示

保健機能食品（機能性表示が可能）

医薬品 (医薬部外品を含む)	栄養機能食品	特定保健用食品	機能性表示食品	いわゆる健康食品	一般食品

	栄養機能食品	特定保健用食品	機能性表示食品
制度	国が定めた規格基準型 （自己認証）	国が有効性・安全性を審査 ①個別許可型 ②疾病リスク低減表示型 ③規格基準型 ④条件付き特定保健用食品	届出型（一定要件を満たせば事業者責任で表示）
表示	国が定めた栄養機能表示 例）カルシウムは骨や歯の形成に必要な栄養素です	構造・機能表示，疾病リスク低減表示　例）おなかの調子を整える	事業者責任で構造・機能表示 例）目の健康をサポート
関与成分	ビタミン 13 種，ミネラル 6 種，n-3 系脂肪酸（表 2）	食物繊維（難消化デキストリン等），オリゴ糖，茶カテキン，ビフィズス菌，各種乳酸菌など多種類	ビタミン・ミネラルや成分特定できないものは除く，定量及び定性確認が可能で作用機序が明確なもの
食品	加工食品，カプセル・錠剤形状食品（カリウムは除く），生鮮食品	加工食品，カプセル・錠剤形状も可能だが現状はほとんど許可されていない	生鮮食品，加工食品，カプセル・錠剤形状の加工食品
マーク	なし	あり	なし

序章

　機能性を表示できる保健機能食品として，「特定保健用食品」，「栄養機能食品」，「機能性表示食品」および健康増進法に基づく「特別用途食品」がある（図2）．保健機能食品の「特定保健用食品」，「栄養機能食品」，「機能性表示食品」では錠剤・カプセルなどの形状でも食品として扱われる（ただし，栄養機能食品のカリウムは錠剤・カプセルを禁止）．

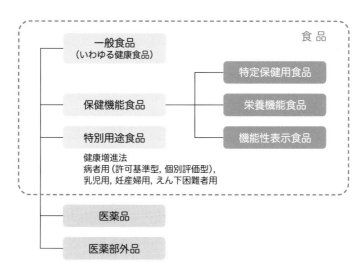

図2　機能性を表示できる食品の位置づけ

(1) 特定保健用食品（個別許可型）
①　特定保健用食品とは
　特定保健用食品（Foods for special health use, FOSHU）は，消費者庁長官の許可等を受けて，食生活において特定の保健の目的で摂取をする者に対し，その摂取により当該保健の目的が期待できる旨の表示（「血圧が高めの方の食品」，「コレステロールが高めの方の食品」など）をする食品をいう．

②　関与成分
　特定の保健の目的に関係する栄養成分を関与成分という．食品ごとに生理機能や特定の保健機能を示す有効性や安全性等について科学的根拠に関する審査を受け，消費者庁長官による表示の許可を受けなければならない．

③　認可証票
　特定保健用食品に記載する消費者庁の許可証票（マーク）は巻末資料11（p.208）に記載．

④ 特定保健用食品の表示

特定保健用食品には，以下の表示が必要である．

1. 商品名

2. 許可証票または承認証票

3. 許可された表示内容（特定の保健の用途）

4. 栄養成分量および熱量（関与成分を含む）

5. 原材料および添加物の表示

6. 特定保健用食品である旨「特定保健用食品」と記載，条件付き特定保健用食品は，「条件付き特定保健用食品」と記載

7. 内容量

8. 摂取上の注意

9. 1日当たりの摂取目安量

10. 1日摂取目安量に含まれる当該栄養成分の当該栄養素等表示基準値に対する割合（栄養素等表示基準値が定められているものに限る）

11. 調理，保存の方法に関する注意事項（特に注意を要する場合）

12. 許可を受けた者が製造者以外であるときは，その許可等を受けた者の営業所所在地および氏名

13. 消費期限または賞味期限，保存の方法，製造所所在地および製造者氏名

14. バランスのとれた食生活の普及啓発を図る文言 "食生活は，主食，主菜，副菜を基本に，食事のバランスを"

表示が認められている保健用途は，健康の維持・増進に役立つ，または適する旨の表示であり，疾病の診断・治療・予防などに関係する表現は認められない．現在，許可されている主な保健の用途表示を以下に示す．2種類以上の保健用途が表示される場合もある．

1. おなかの調子を整える食品

2. コレステロールが高めの方に適する食品

3. 血圧が高めの方に適する食品

4. ミネラルの吸収を助ける食品，虫歯の原因になりにくい食品

5. 歯の健康維持に役立つ食品

6. 血糖値が気になり始めた方の食品

7. 食後の血中中性脂肪が上昇しにくい食品

8. 体脂肪がつきにくい食品

9. 骨粗鬆症のリスク低減

⑤　特定保健用食品の3つの区分

　従来の個別許可型に加えて下記の3つの区分が設けられている.

●特定保健用食品（規格基準型）

　特定保健用食品のうち，別に定められた規格基準を満たすものとして許可を受けたものをいう．特定保健用食品としての許可実績が十分であるなど科学的根拠が蓄積されている関与成分について規格基準を定め，消費者庁の個別審査を受けることなく，事務局において規格基準に適合するか否かの審査を行う．規格基準が定められている関与成分は，4つに分類される．食物繊維素材（3種類）およびオリゴ糖（6種類）は，おなかの調子を整えることを保健の用途とする．また，難消化性デキストリン（食物繊維）は，血糖値の上昇抑制と血中中性脂肪の上昇抑制に関係する関与成分である．1品目中に複数の関与成分を含んではならないこと，1日の摂取目安量が基準を満たしていることが条件となっている.

●特定保健用食品（疾病リスク低減表示）

　特定保健用食品のうち，疾病リスク低減に関する表示を含むものをいう．関与成分の疾病リスク低減効果が医学的・栄養学的に確立されているものに限り，疾病リスク低減表示が認められる．現在，葉酸を関与成分とした食品の許可はなく，カルシウムを関与成分とした食品が許可されている.

●条件付き特定保健用食品

　有効性の科学的根拠が不十分であるが，一定の有効性が確認される食品に対して，限定的な科学的根拠である旨の表示をすることを条件として許可対象と認める特定保健用食品である.

　すでに許可された特定保健用食品（既許可食品）から，商品名の変更，風味の変更などにより改めて許可等を受けたものは，特定保健用食品（再許可等）と称する.

(2) 栄養機能食品（自己認証制）

① 栄養機能食品とは

　栄養機能食品とは，高齢化や食生活の乱れなどにより，通常の食生活を行うことが難しく，1日に必要な栄養成分を摂れない場合など，栄養成分の補給・補完のために利用してもらうことを趣旨とした食品のことである．健康の維持などに必要な栄養成分の補給を主な目的として摂取する人に対して，特定の栄養成分を含むものとして，国が定めた表現によってその機能を表示する．1日当たりの摂取目安量に含まれる栄養成分量が，国が定めた上・下限値の規格基準に適合している場合，その栄養成分の機能を表示できる．特定保健用食品とは異なり，規格基準に準拠していれば，国への許可申請や届け出の必要はない.

　栄養機能食品として表示ができる栄養成分は，ミネラル6種類（亜鉛，カリウム，カルシウム，鉄，銅，マグネシウム），ビタミン13種類（ナイアシン，パントテン酸，ビオチン，ビタミンA・B$_1$・B$_2$・B$_6$・B$_{12}$・C・D・E・K・葉酸）およびn-3系脂肪酸である．

　栄養成分の機能および摂取上の注意喚起事項は，成分ごとに定められた定型文により表示する（表2）．

表2　栄養機能食品の規格基準について

栄養成分	1日当たりの摂取目安量に含まれる栄養成分量		栄養機能表示	注意喚起表示
	下限値	上限値		
n-3系脂肪酸	0.6 g	2.0 g	n-3系脂肪酸は，皮膚の健康維持を助ける栄養素です．	本品は，多量摂取により疾病が治癒したり，より健康が増進するものではありません．1日の摂取目安量を守ってください．
亜鉛	2.64 mg	15 mg	亜鉛は，味覚を正常に保つのに必要な栄養素です．亜鉛は，皮膚や粘膜の健康維持を助ける栄養素です．亜鉛は，たんぱく質・核酸の代謝に関与して，健康の維持に役立つ栄養素です．	本品は，多量摂取により疾病が治癒したり，より健康が増進するものではありません．亜鉛の摂り過ぎは，銅の吸収を阻害するおそれがありますので，過剰摂取にならないよう注意してください．1日の摂取目安量を守ってください．乳幼児・小児は本品の摂取を避けてください．
カリウム	840 mg	2,800 mg	カリウムは，正常な血圧を保つのに必要な栄養素です．	本品は，多量摂取により疾病が治癒したり，より健康が増進するものではありません．1日の摂取目安量を守ってください．腎機能が低下している方は本品の摂取を避けてください．
カルシウム	204 mg	600 mg	カルシウムは，骨や歯の形成に必要な栄養素です．	本品は，多量摂取により疾病が治癒したり，より健康が増進するものではありません．1日の摂取目安量を守ってください．
鉄	2.04 mg	10 mg	鉄は，赤血球を作るのに必要な栄養素です．	
銅	0.27 mg	6.0 mg	銅は，赤血球の形成を助ける栄養素です．銅は，多くの体内酵素の正常な働きと骨の形成を助ける栄養素です．	本品は，多量摂取により疾病が治癒したり，より健康が増進するものではありません．1日の摂取目安量を守ってください．乳幼児・小児は本品の摂取を避けてください．
マグネシウム	96 mg	300 mg	マグネシウムは，骨や歯の形成に必要な栄養素です．マグネシウムは，多くの体内酵素の正常な働きとエネルギー産生を助けるとともに，血液循環を正常に保つのに必要な栄養素です．	本品は，多量摂取により疾病が治癒したり，より健康が増進するものではありません．多量に摂取すると軟便（下痢）になることがあります．1日の摂取目安量を守ってください．乳幼児・小児は本品の摂取を避けてください．
ナイアシン	3.9 mg	60 mg	ナイアシンは，皮膚や粘膜の健康維持を助ける栄養素です．	本品は，多量摂取により疾病が治癒したり，より健康が増進するものではありません．1日の摂取目安量を守ってください．
パントテン酸	1.44 mg	30 mg	パントテン酸は，皮膚や粘膜の健康維持を助ける栄養素です．	
ビオチン	15 μg	500 μg	ビオチンは，皮膚や粘膜の健康維持を助ける栄養素です．	

栄養成分	1日当たりの摂取目安量に含まれる栄養成分量		栄養機能表示	注意喚起表示
	下限値	上限値		
ビタミンA	231 μg	600 μg	ビタミンAは，夜間の視力の維持を助ける栄養素です．ビタミンAは，皮膚や粘膜の健康維持を助ける栄養素です．	本品は，多量摂取により疾病が治癒したり，より健康が増進するものではありません．1日の摂取目安量を守ってください．妊娠3ヶ月以内または妊娠を希望する女性は過剰摂取にならないよう注意してください．
ビタミンB₁	0.36 mg	25 mg	ビタミンB₁は，炭水化物からのエネルギー産生と皮膚や粘膜の健康維持を助ける栄養素です．	本品は，多量摂取により疾病が治癒したり，より健康が増進するものではありません．1日の摂取目安量を守ってください．
ビタミンB₂	0.42 mg	12 mg	ビタミンB₂は，皮膚や粘膜の健康維持を助ける栄養素です．	
ビタミンB₆	0.39 mg	10 mg	ビタミンB₆は，たんぱく質からのエネルギーの産生と皮膚や粘膜の健康維持を助ける栄養素です．	
ビタミンB₁₂	0.72 μg	60 μg	ビタミンB₁₂は，赤血球の形成を助ける栄養素です．	
ビタミンC	30 mg	1,000 mg	ビタミンCは，皮膚や粘膜の健康維持を助けるとともに，抗酸化作用を持つ栄養素です．	
ビタミンD	1.65 μg	5.0 μg	ビタミンDは，腸管でのカルシウムの吸収を促進し，骨の形成を助ける栄養素です．	
ビタミンE	1.89 mg	150 mg	ビタミンEは，抗酸化作用により，体内の脂質を酸化から守り，細胞の健康維持を助ける栄養素です．	
ビタミンK	45 μg	150 μg	ビタミンKは，正常な血液凝固能を維持する栄養素です．	本品は，多量摂取により疾病が治癒したり，より健康が増進するものではありません．1日の摂取目安量を守ってください．血液凝固阻止薬を服用している方は本品の摂取を避けてください．
葉酸	72 μg	200 μg	葉酸は，赤血球の形成を助ける栄養素です．葉酸は，胎児の正常な発育に寄与する栄養素です．	本品は，多量摂取により疾病が治癒したり，より健康が増進するものではありません．1日の摂取目安量を守ってください．葉酸は，胎児の正常な発育に寄与する栄養素ですが，多量摂取によりより胎児の発育が良くなるものではありません．

② 栄養機能食品に表示すべき事項

栄養機能食品に表示すべき事項を以下に示す．栄養成分量および熱量を表示する際の食品単位は，1日当たりの摂取目安量とする．生鮮食品の場合は，保存方法も表示する．

---

1. 栄養機能食品であること・栄養成分の名称「栄養機能食品（カリウム）」など

2. 栄養成分の機能（定型文）

3. 1日当たりの摂取目安量

4. 摂取方法

5. 摂取する上での注意事項（定型文）

6. "食生活は，主食，主菜，副菜を基本に，食事のバランスを．"の文言

7. 消費者庁長官による個別審査を受けたものではないこと

8. 1日当たりの摂取目安量に含まれる機能表示成分の量が栄養素等表示基準値に占める割合

9. 栄養素等表示基準値の対象年齢（18歳以上）および基準熱量（2,200 kcal）に関する文言

10. 調理や保存上の注意事項（必要に応じて）

11. 特定の対象者に対し，定型文以外の注意が必要な場合は当該注意事項

---

③ 表示の禁止

栄養機能食品として機能表示が認められていない栄養成分の機能の表示，特定の保健の目的が期待できる旨の表示（「おなかの調子を整える」など），疾病名の表示その他医薬品と誤認される可能性のある表示は禁止されている．

(3) 機能性表示食品（届出制）

① 機能性表示食品とは

機能性表示食品は，事業者の責任において消費者庁長官に届出た安全性および機能性に関する科学的根拠に基づき，「内臓脂肪を減らすのを助け，高めの BMI（体格指数）の改善に役立ちます」，「骨の健康維持に役立ちます」など，特定の保健の目的が期待できるという食品の機能性を表示した食品である．

② 機能性表示食品の表示（図3）

その表示は，特定保健用食品とは異なり，消費者庁長官の個別の許可を受けたものではない．容器包装に入れられた食品全般（サプリメント形状の加工食品，その他加工食品）および生鮮食品が対象となる．ただし，特別用途食品，栄養機能食品，アルコールを含有する飲料，栄養素（ナトリウム，糖類，脂質など）の過剰摂取につながる食品は除く．また，疾病に罹患していない健康人を対象とし，未成年者，妊産婦（妊娠を計画している者を含む）および授乳婦は対象外である．

序
章

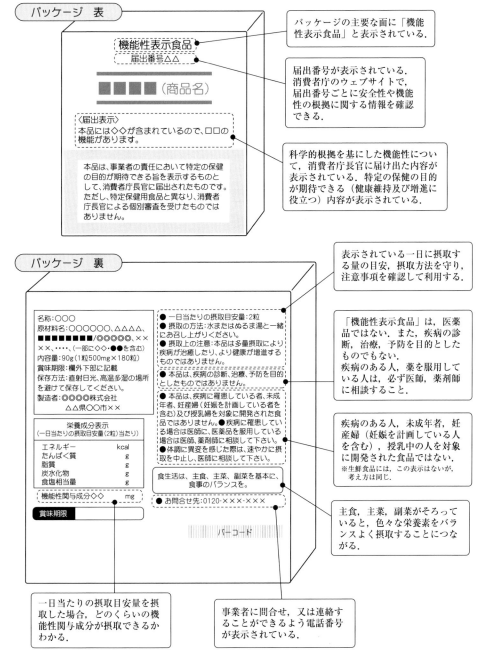

図 3　機能性表示食品の表示について

引用：消費者庁ホームページより

③　機能性表示食品の届出

　当該食品に関する表示内容, 安全性・機能性に関する科学的根拠に関する情報, 生産・製造・品質の管理に関する情報, 健康被害の情報収集体制, などの必要事項を販売日の 60 日前までに消費者庁長官に届け出る. これらの届出情報は, 消費者庁のホームページで公開される.

④　機能性表示食品の表示義務

　容器包装の主要な面に「機能性表示食品」と表す. また, 以下の表示事項が義務づけられている.

1. 科学的根拠を有する機能性関与成分, 当該成分または当該成分を含有する食品が有する機能性
2. 栄養成分の量および熱量 (表示単位は 1 日当たりの摂取目安量)
3. 1 日当たりの摂取目安量当たりの機能性関与成分の含有量
4. 1 日当たりの摂取目安量
5. 届出番号
6. 食品関連事業者の連絡先 (電話番号)
7. 機能性および安全性について国による評価を受けたものでないこと
8. 摂取方法
9. 摂取上の注意事項
10. "食生活は, 主食, 主菜, 副菜を基本に, 食事のバランスを." の文言
11. 調理, 保存の方法に関する注意事項 (特に注意を要する場合)
12. 疾病の診断, 治療, 予防を目的としたものではないこと
13. 疾病に罹患している者, 未成年, 妊産婦 (妊娠を計画している者を含む.) 及び授乳婦に対し訴求したものではない旨 (生鮮食品を除く)
14. 疾病に罹患している者は医師, 医薬品を服用している者は医師, 薬剤師に相談した上で摂取すべき旨
15. 体調に異変を感じた際は速やかに摂取を中止し医師に相談すべき旨

⑤　表示の禁止

　疾病の治療効果または予防効果を謳った用語, 消費者庁長官に届け出た機能性成分以外の成分を強調する用語, 消費者庁長官の評価・許可を受けたような誤認を与える用語, 栄養成分の機能を示す用語の使用は禁止されている.

2) 特別用途食品

　健康増進法第 43 条に規定された特別用途食品 (Foods for special dietary use, FOSDU) は, 食品に本来含まれている栄養成分を増減し, 健康上特別な状態にある人々,

乳幼児，妊産婦，高齢者など，および医学的に注意を要する人々への食事療法の素材として利用されることを目的としている．対象食品には病者用食品（許可基準型，個別評価型），妊産婦・授乳婦用粉乳，乳児用調製乳，えん下困難者用食品，特定保健用食品がある．特別用途食品の許可証標（マーク）を図4に，その分類を図5に示した．

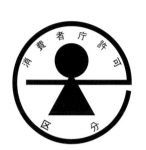

様式第二号（第八条関係）

備考：区分欄には、乳児用食品にあっては「乳児用食品」と、幼児用食品にあっては「幼児用食品」と、妊産婦用食品にあっては「妊産婦用食品」と、病者用食品にあっては「病者用食品」と、その他の特別の用途に適する食品にあっては、当該特別の用途を記載すること。

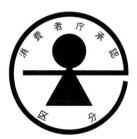

様式第五号（第八条関係）

備考：区分欄には、乳児用食品にあっては「乳児用食品」と、幼児用食品にあっては「幼児用食品」と、妊産婦用食品にあっては「妊産婦用食品」と、病者用食品にあっては「病者用食品」と、その他の特別の用途に適する食品にあっては、当該特別の用途を記載すること。

図4　特別用途食品の許可証標（マーク）

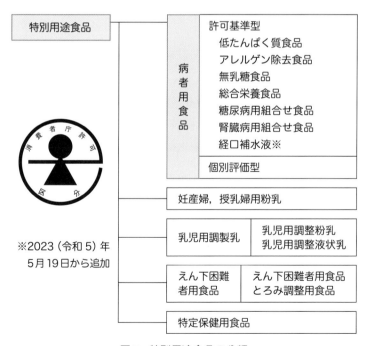

※2023（令和5）年
5月19日から追加

図5　特別用途食品の分類

（資料：消費者庁 HP より作成）

3. 食品加工実習の前に

1）実習の目的

　食品加工の原理，理論について，また急速に進歩した保健機能食品を含む加工食品，保存食品ならびに包装食品などについて，加工食品の試作実践を通して理解する．

2）実習のながれ

　試作する加工食品および関連する加工食品について講義で学んだ上で，実習を行う．

3）注意点

　食品の加工には器具や火気を使用するため，安全面に十分注意して実習を行う．また，試作した加工品を試食するため，衛生面に十分配慮して実習を行う．

4）官能評価について

(1) 個別試料間の順位の差の検定方法（Newell & MacFarlane の検定表を用いる方法）
　t 種類の試料のある特性について，n 人のパネルが順位をつけたとき，t 種類のうちの調べたい 2 つの試料に差があるかどうかを判定する方法．

手順
　1）試料ごとの順位合計を求める．
　2）試料間の順位合計の差（≧ 0）を求める．
　3）Newell & MacFarlane の検定表（巻末資料 1 p.195）より，限界値を求める．2 試料の順位合計の差の絶対値が棄却限界値以上のとき，2 試料間に有意差ありと判定する．

例　コーヒーの味の好ましさの評価
　①　A, B, C それぞれの順位合計を求める．
　②　2 試料間の順位合計の差（≧ 0）を求める．
　　｜A − B｜= 11,　｜A − C｜= 13,　｜B − C｜= 2
　③　Newell & MacFarlane の検定表（巻末資料 1）より，
　　n = 10, t = 3 の限界値を求める．
　　　有意水準 5 ％のとき 11, 1 ％のとき 13.
　　したがって「試料 A と B には 5 ％の有意水準で，試料 A と
　C には 1 ％の有意水準で好ましさに差がある」と判定される．

パネル ＼ 試料	A	B	C
1	1	3	2
2	1	2	3
3	1	2	3
4	2	3	1
5	1	3	2
6	1	3	2
7	1	2	3
8	1	2	3
9	1	2	3
10	2	1	3
順位合計	12	23	25

（2）2点比較法

ある刺激について客観的順位のついたA，Bの2試料を比較する方法.

2点識別試験法	どちらが甘いか，硬いかなどその刺激の量的な違いについて客観的順位を評価する方法.
2点嗜好試験法	どちらが好ましいかを評価する方法.

通常，2点識別試験法を行ったあと，違いを見分けることができたパネリストを対象に2点嗜好試験法を行う.

●2点識別試験法

　例　塩分濃度0.85％と0.9％のみそ汁の塩分濃度が識別できるかを評価する.　パネルの人数は50名とする.

手順

　1）0.85％のみそ汁と0.9％のみそ汁を調製する.　それぞれにP，Qの記号をつける.
　　順序効果を考慮して（P，Q），（Q，P）の組合せを各25組ずつ用意する.
　2）塩味が強いほうを評価してもらい，それぞれの人数を集計する.
　　Qが塩味が強い（正解）＝40　　　　Pが塩味が強い（誤答）＝10
　3）巻末資料2（p.196）より判定数が危険率 α の棄却限界値以上の時に有意差ありと判定する.

パネル＝50では，有意水準5％の時32，1％の時34である.　したがって，「みそ汁の塩分濃度の違いは1％の有意水準で有意に識別できた」と判定される.

●2点嗜好試験法

　例　塩分濃度0.85％と0.9％のみそ汁のどちらの塩味を好むかを評価する.　パネルの人数は50名とする.

手順

　1）0.85％のみそ汁と0.9％のみそ汁を調製する.　それぞれにP，Qの記号をつける.
　　順序効果を考慮して（P，Q），（Q，P）の組合せを各25組ずつ用意する.
　2）識別試験で正解したパネリストの回答を対象に集計する.
　　Pの塩味が好き＝24　　　　Qの塩味が好き＝16
　3）巻末資料3（p.196）より判定数が危険率 α の棄却限界値以上の時に有意差ありと判定する.

パネル＝40（2点識別試験法で正解したパネル）では，有意水準5％の時27，1％の時

29 である．したがって，「みそ汁 P, Q 間には，塩味の強さの好みに有意差は認められなかった」と判定される．

5）レポート作成について

実習・実験は，試作や実験を行った結果を整理し考察したことをまとめて提出することで終了とする．内容は簡潔にまとめ，原則として過去形で記す．考察は結果を元に自分の意見も含め，文献などで調べたこともまとめる．

レポート用紙は A4 判を用い，2 枚以上になるときは左上をホッチキスまたはのりで留めること（巻末資料 13）．

レポート作成例（実習）（図 6）

【タイトル】

（1）タイトル：実習で製造したもの．

（2）実習した年月日，学籍番号，氏名

レポート用紙は，
https://www.tokyokyogakusha.com/book/b10050601.html
→【採用者資料】から，もしくは下の QR コードよりダウンロードできます．

【目的・製造原理】

実習における基本原理を理解し，作用，反応などを記述する．

【原料】

実習に使用した原料および分量を記述する．

【工程】

製造工程をフローチャートで記載する．

【結果および考察】

官能評価結果や観察結果など，客観的事実を記載する．また，それぞれの結果がどうしてそうなったのかを考えて書く．このとき教科書や関連参考書を読み，関連箇所を引用するとよい．

【感想】

実習を行った感想を記述する．

【参考文献】

著者名，文献名，出版社，出版年，ページ番号を記載する．インターネットからの引用は URL を記載する．

序章

ヨーグルトの製造

実習日：20XX 年 O 月 O 日

学籍番号：〇〇〇〇　　　氏名：〇〇〇〇

【目的・製造原理】

　原料乳中に乳酸菌を生育させて乳酸発酵を起こさせ、生じた乳酸によって乳たんぱく質カゼインを凝固させた（curd）ヨーグルトを試作する。静置型の糊状（ハード）ヨーグルトと、撹拌型の液状（ソフトまたはドリンク）ヨーグルトがある。

【原料】

A 脱脂乳 { 水；450mL
　　　　　 スキムミルク；50g

B 牛乳 { 水；490mL
　　　　　 スキムミルク；10g

A・B 共通
　スターター（乳酸菌）；50g
砂糖；50g
香料（バニラエッセンス）；適量

【工程】

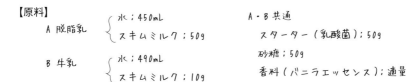

A：水＋スキムミルク
B：牛乳＋スキムミルク　→　加熱・溶解　→　殺菌　→　冷却　→
　　　　　　　　　　　　↑　　　　　　　　80℃、10分　40℃以下　↑
　　　　　　　　　　　砂糖　　　　　　　　　　　　　　　　　スターター、香料

混合　→　充填　→　発酵　→　冷却　→　製品
　　　　　　　　37～38℃、15～16時間　4℃　　官能評価

熱湯消毒	煮沸消毒（10分）
片手鍋、しゃもじ	コップ、計量スプーン、レードル、アルミホイル

【結果および考察】

官能評価

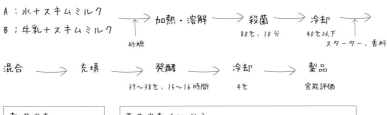

項目	A：脱脂乳	B：牛乳
色	少しくすんだ白色	白色
香り	甘い香り	すっぱい香り
食感	なめらか、柔らかい	少し硬い
味	さっぱり	濃厚

考察

　B のヨーグルトは、乳脂肪が含まれるためなめらかな食感や濃厚さが得られたと考えられる。

【参考文献】

太田英明「イラスト食品加工・食品機能実験」東京教学社、2017年、p100

図6　レポート作成例

第1章　農産物の加工実習

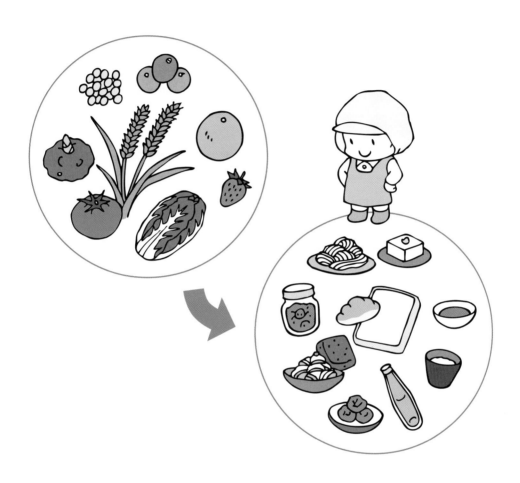

到達目標 ☑

- [ ] 小麦粉の用途，生地，および関連発酵食品について要点を説明できる.
- [ ] でんぷんの糖化機構，微生物・酵素作用とみそ，甘酒の製法に関して説明できる.
- [ ] 豆腐の製造原理として特に凝固剤の役割および大豆加工品の要点を説明できる.
- [ ] こんにゃく，ジャムの凝固機構について説明できる.
- [ ] 水分活性と糖蔵，塩蔵について説明できる.
- [ ] かんきつ果皮の除去方法および苦味成分，白濁物質，関連分解酵素名について説明できる.
- [ ] びん詰，缶詰の要点について説明できる.

1. 穀　類

1）パ　ン

（1）製造原理

　小麦粉はたんぱく質含量によって強力粉，準強力粉，中力粉，薄力粉，デュラム・セモリナ粉に分類され，灰分含量により等級に分けられる（表 1-1）.

　パンは，小麦粉（強力粉）に水，食塩，砂糖，酵母などを加え混捏して生地（dough）をつくり，二酸化炭素を保留させ，膨化して焙焼したものである．小麦粉のたんぱく質は，弾性を持つグルテニンと粘着性や伸展性を持つグリアジンに分類される．そしてこのたんぱく質に水を入れてこねることにより，粘弾性を持つ網目構造のグルテンが形成される（図 1-1）.

　パンの製法には，直捏法（ストレート法），中種法（スポンジ法）などがある．直捏法は，配合する原料のすべてを最初に混合して混捏，発酵，焙焼する製法である．中種法は，大部分の小麦粉に水と酵母を添加し混捏して中種を調製し，これを発酵させた後，残りの小麦粉などの原料を添加し混捏，発酵，焙焼する製法で，機械化生産に適しているため，日本で最も多く用いられている．このほかに，液種法などがある．

表 1-1　小麦粉の種類・等級と用途

種類 （たんぱく質含量）	等級（灰分含量）			
	1 等級 （0.3 ～ 0.5 %）	2 等級 （0.4 ～ 0.7 %）	3 等級 （0.7 ～ 1.0 %）	末粉 （2 ～ 3 %）
強力粉（11 ～ 14 %）	パン	パン	麩	（飼料）
準強力粉（10 ～ 13 %）	パン，中華めん	パン，中華めん	麩，パン粉	（飼料）
中力粉（8 ～ 11 %）	めん	めん，菓子	菓子	（飼料）
薄力粉（6 ～ 9 %）	菓子，天ぷら	菓子	菓子	（飼料）
デュラム・セモリナ粉 （12 ～ 13 %）	（灰分約 0.7%） マカロニ，スパゲティ		（飼料）	（飼料）

出典：太田英明「食べ物と健康食品の加工 増補」南江堂，2016 年，p.120

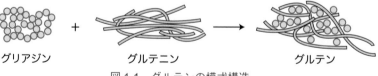

グリアジン　　＋　　グルテニン　　→　　グルテン
図 1-1　グルテンの模式構造

出典：太田英明「食べ物と健康食品の加工 増補」南江堂，2016 年，p.121

(2) バターロール・シナモンロール

① 材料

小麦粉（強力粉）：300 g

生イースト：12 g

食塩：3 g

砂糖：30 g

バター：30 g

卵：30 g

水：150 g

打ち粉（強力粉）：適量

艶出しの卵：適量

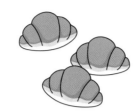
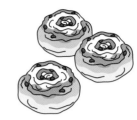

※シナモンロールのみ

レーズン：50 g

シナモンシュガー：25 g

焼き上がり後の艶出しアイシング（卵白1個分＋粉砂糖50 g）

② 器具

ふるい，ボウル（大），メスシリンダー，食品用ラップフィルム，スケッパー，

めん棒，布巾，刷毛，天板，クッキングシート，発酵器，

電気オーブン，冷却用金網，包丁，まな板（成形台）

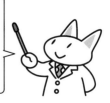

スケッパー

③ 準備

・小麦粉は計量し，ふるいにかけておく．

・シナモンシュガーはシナモンパウダー：砂糖＝1：5の割合で混ぜ合わせふるいにかける．

・卵白と粉砂糖を混ぜ合わせアイシングを作成する．

④ 実習のポイント

・小麦粉の種類と用途について学ぶ．

・グルテンの形成について理解する．

・パンが膨化するメカニズムを理解する．

アイシングとは菓子にかけるクリーム状の砂糖衣のこと．ここでは卵白と粉砂糖でつくりますが，卵白の代わりに水やレモン汁を使うつくり方もあります．

(3) 実習手順

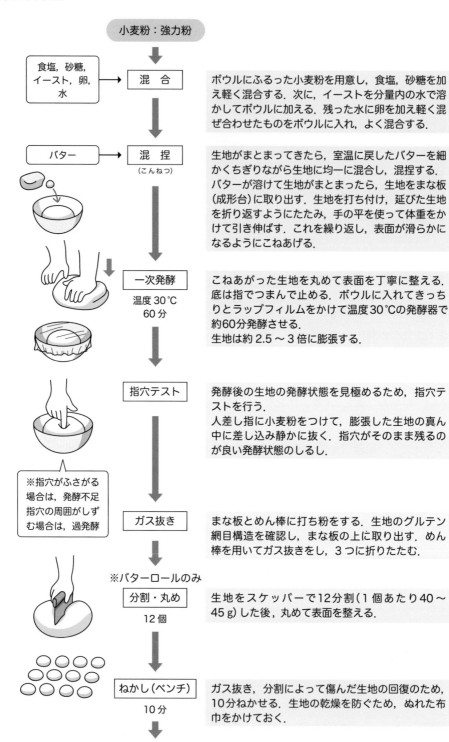

小麦粉：強力粉

食塩，砂糖，イースト，卵，水 → **混 合**

ボウルにふるった小麦粉を用意し，食塩，砂糖を加え軽く混合する．次に，イーストを分量内の水で溶かしてボウルに加える．残った水に卵を加え軽く混ぜ合わせたものをボウルに入れ，よく混合する．

バター → **混 捏**（こんねつ）

生地がまとまってきたら，室温に戻したバターを細かくちぎりながら生地に均一に混合し，混捏する．バターが溶けて生地がまとまったら，生地をまな板（成形台）に取り出す．生地を打ち付け，延びた生地を折り返すようにたたみ，手の平を使って体重をかけて引き伸ばす．これを繰り返し，表面が滑らかになるようにこねあげる．

一次発酵　温度 30 ℃　60 分

こねあがった生地を丸めて表面を丁寧に整える．底は指でつまんで止める．ボウルに入れてきっちりとラップフィルムをかけて温度 30 ℃の発酵器で約 60 分発酵させる．生地は約 2.5 〜 3 倍に膨張する．

指穴テスト

発酵後の生地の発酵状態を見極めるため，指穴テストを行う．人差し指に小麦粉をつけて，膨張した生地の真ん中に差し込み静かに抜く．指穴がそのまま残るのが良い発酵状態のしるし．

※指穴がふさがる場合は，発酵不足指穴の周囲がしずむ場合は，過発酵

ガス抜き

まな板とめん棒に打ち粉をする．生地のグルテン網目構造を確認し，まな板の上に取り出す．めん棒を用いてガス抜きをし，3 つに折りたたむ．

※バターロールのみ

分割・丸め　12 個

生地をスケッパーで 12 分割（1 個あたり 40 〜 45 g）した後，丸めて表面を整える．

ねかし（ベンチ）　10 分

ガス抜き，分割によって傷んだ生地の回復のため，10 分ねかせる．生地の乾燥を防ぐため，ぬれた布巾をかけておく．

第1章

成　形

バターロール
生地を手の平でたたきガスを抜いて円錐形にする.
打ち粉をしたまな板の上でめん棒を使って三角形に
伸ばし, 幅の広い方から巻く. 巻き終わりを下にし,
充分に間隔をとって, クッキングシートを敷いた天
板に並べる.

 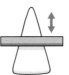

シナモンロール
生地をめん棒で約30cmの四角形に伸ばし, 生地の
4/5にシナモンシュガーおよびレーズンをのせる.
片側からロール状に巻き込む. 巻き終わりを下にし,
包丁で12等分に切り分け, クッキングシートを敷
いた天板に間隔を開けて均等に並べる.

生地の4/5にシ　　手前から巻き,　天板に均等に並べる
ナモンシュガー　12等分する
とレーズンをの
せる

最終発酵

温度：37℃
湿度：85％
30分

温度37℃, 湿度85％で約30分発酵させる.
生地は約2倍に膨らむ.

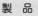

焙　焼

180〜200℃
10分

生地の表面に艶出しの溶き卵を刷毛で塗った後,
180〜200℃のオーブンで約10分間焼く.

製　品

焼きあがったパンは金網にのせて放冷する.
シナモンロールは, 表面にアイシングをかけて艶を
出す.

(4) 品質検査

① 指穴テスト

発酵後の生地の発酵状態を見極めるため，指穴テストを行う．

人差し指に小麦粉をつけて，膨張した生地の真ん中にさし込み静かに抜く．

穴が〈ふさがる・そのまま・生地が沈む〉ので，生地の発酵状態は〈発酵不足・良い発酵・過発酵〉である．

② 官能評価

試作したパンの外観，内相，すだち（気泡），香り，触感，味について，第5章加工食品の検査法6）パンの品質検査（p.156）を参照して官能評価を行う．

③ 重量，容積の算出

試作したパンの重量，体積を第5章加工食品の検査法 6）パンの品質検査（p.157～158）を参照して算出する．

(5) 調べよう

製パンに使用する食塩，砂糖，バター（油脂）の役割について調べよう．

『ブラン』って何？

　ブランとは小麦粉をつくる際の製粉工程によって取り除かれる小麦の外皮（ふすま）部分のことです．

　ふすまは小麦全体の約13％であり，食物繊維，鉄分，カルシウム，マグネシウム，亜鉛，銅などの栄養成分が豊富に含まれています．とくに，食物繊維は日本人に不足している栄養素のひとつで，食物繊維は便秘予防，大腸がん予防などの効果があるといわれています．

外皮
ここが「ふすま」です．硬い殻で，成分は繊維質，たんぱく質，灰分（カリウム，リン，マグネシウムなど）全体の13％．

胚乳
小麦粉になる部分．全体の85％を占め糖質とたんぱく質が大半．

胚芽
全体の2％．脂質，たんぱく質，ミネラル，ビタミンB，Eが豊富です．

2）うどん

(1) 製造原理

　小麦粉（中力粉）に対して 40 〜 50 ％の水と食塩を加えてこねて，めん帯をつくり，細長い棒状に切ったものである．うどんのこしの強さは，原料を圧延する工程でグルテンの粘弾性とでんぷんの可塑性によって生じる．

① 　原料

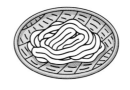

　小麦粉（中力粉）：500 g

　水：200 mL（小麦粉の 40 〜 50 ％）

　食塩：20 g（小麦粉の 4 〜 5 ％）

　打ち粉（強力粉または中力粉）：適量

② 　器具

　ボウル（大），メスシリンダー，めん台，めん棒，包丁，ざる

③ 　準備

　計量した水に食塩を溶かして，食塩水を調製しておく．

④ 　実習のポイント

　・うどんの製造に中力粉が適している理由を学ぶ．

　・うどんの製造時に食塩を入れるのは何のためか考える．

(2) 実習手順

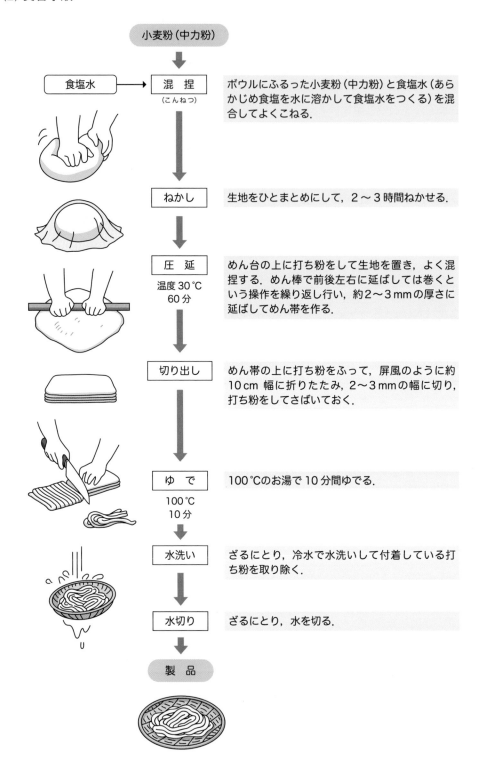

小麦粉（中力粉）

食塩水 → 混捏（こんねつ）

ボウルにふるった小麦粉（中力粉）と食塩水（あらかじめ食塩を水に溶かして食塩水をつくる）を混合してよくこねる.

ねかし

生地をひとまとめにして，2～3時間ねかせる.

圧延
温度30℃
60分

めん台の上に打ち粉をして生地を置き，よく混捏する. めん棒で前後左右に延ばしては巻くという操作を繰り返し行い，約2～3mmの厚さに延ばしてめん帯を作る.

切り出し

めん帯の上に打ち粉をふって，屏風のように約10cm幅に折りたたみ，2～3mmの幅に切り，打ち粉をしてさばいておく.

ゆで
100℃
10分

100℃のお湯で10分間ゆでる.

水洗い

ざるにとり，冷水で水洗いして付着している打ち粉を取り除く.

水切り

ざるにとり，水を切る.

製品

3) 中華めん

(1) 製造原理

うどんと同様の製造方法で，小麦粉（中力粉または準強力粉）にかん水を加えてこねて，めん帯をつくり，細長い棒状に切ったものである．かん水は，炭酸カリウム，炭酸ナトリウム，炭酸水素ナトリウム，リン酸類のカリウムまたはナトリウム塩のうち1種類以上の成分を含んだ，中華めん類の製造に使用されるアルカリ剤である．ラーメン，焼きそば，ちゃんぽんなど，製造する中華めんの種類によって，使用するかん水の成分割合は変わる．

小麦粉に含まれる色素成分フラボノイドはアルカリ性で黄色を呈するため，かん水を加えると中華めんは独特の黄色を呈する．また，小麦粉中のたんぱく質グルテンが変性し，水和膨張することで，めんの粘弾性は強くなる．かん水を含んだめんは，ゆでると湯中にアルカリ塩を溶出することで，表面のpHが中性方向へ移る．それによりグルテンの凝固のバランスが崩れ，めんに縮れが生じる．

① 原料

　小麦粉（強力粉または準強力粉）：500 g

　粉末かん水：10 g（小麦粉の1〜2％）

　水：200 mL（小麦粉の40〜45％）

② 器具

　ボウル（大），メスシリンダー，めん台，めん棒，包丁，ざる

③ 準備

　計量した粉末かん水を水に溶解させ，かん水を調製しておく．

④ 実習のポイント

　かん水の役割についてまとめる．

(2) 実習手順

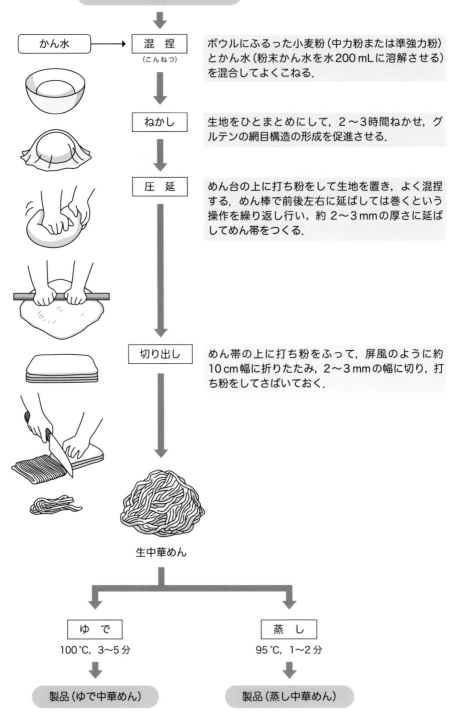

小麦粉（中力粉または準強力粉）

かん水　→　混捏（こんねつ）

ボウルにふるった小麦粉（中力粉または準強力粉）とかん水（粉末かん水を水 200 mL に溶解させる）を混合してよくこねる.

ねかし

生地をひとまとめにして，2〜3 時間ねかせ，グルテンの網目構造の形成を促進させる.

圧延

めん台の上に打ち粉をして生地を置き，よく混捏する. めん棒で前後左右に延ばしては巻くという操作を繰り返し行い，約 2〜3 mm の厚さに延ばしてめん帯をつくる.

切り出し

めん帯の上に打ち粉をふって，屏風のように約 10 cm 幅に折りたたみ，2〜3 mm の幅に切り，打ち粉をしてさばいておく.

生中華めん

ゆで　100 ℃，3〜5 分 → 製品（ゆで中華めん）

蒸し　95 ℃，1〜2 分 → 製品（蒸し中華めん）

（3）品質検査

① うどんの官能評価

　ゆでたうどんの色（20点），外観，はだ荒れ（15点），食感（硬さ：10点，粘弾性：25点，軟らかさ：15点），味（香り，味：15点）の合計100点で評価する．

項目	評価	コメント
色（20点中）	点	
外観，はだ荒れ（15点）	点	
硬さ（10点）	点	
粘弾性（25点）	点	
軟らかさ（15点）	点	
味・香り（15点）	点	
合計（100点）	点	

② 中華めんの官能評価

　湯きりしためんを熱湯の入った容器に入れ，別の容器に入れた熱い中華スープのつけ汁にめんをつけて評価する．ゆでたあと2～3分以内の食感，食味と，約7分間ゆでて熱湯につけておいためんの食感をみる．

項目	2～3分以内	7分
色（20点中）	点	点
外観，はだ荒れ（15点）	点	点
硬さ（10点）	点	点
粘弾性（25点）	点	点
軟らかさ（15点）	点	点
味・香り（15点）	点	点
合計（100点）	点	点

第1章

4) 甘　酒

(1) 製造原理

　甘酒は，日本で古くから親しまれている甘味飲料である．主に飯，かゆを保温して米こうじを混合させ，糖化を利用して甘味を生じさせる．米こうじは，蒸した米にこうじ菌 (*Aspergillus oryzae*)（図 1-2）を繁殖させたもので，このこうじ菌の生産するアミラーゼが米のでんぷんをブドウ糖や麦芽糖に糖化することで甘味が生じる．こうじが糖化するための至適温度は 50 〜 55 ℃付近である．酵母によるアルコール発酵は起こらないため，アルコールは含まない．甘酒には，酒粕を原料として，水と砂糖を加え加熱して製造するものもあり，こちらは少量のアルコールが含まれる．

① 原料

　　精白米：500 g
　　水：適量
　　米こうじ：500 g

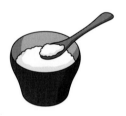

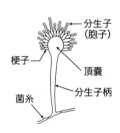

分生子
（胞子）

梗子

頂嚢

菌糸

分生子柄

図 1-2　こうじ菌（*Aspergillus oryzae*）の形

② 器具

　　炊飯器，糖化用ホーローボウル，恒温器（インキュベーター），温度計，しゃもじ

③ 準備

　　恒温器（インキュベーター）を 50 〜 55 ℃に設定しておく．

④ 実習のポイント

　　甘酒の製造における温度管理に気をつける．

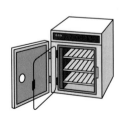

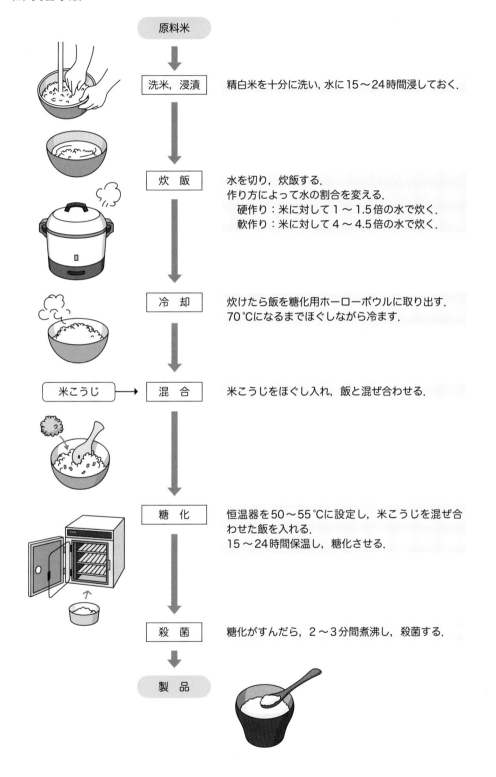

(2) 実習手順

原料米

洗米，浸漬　　精白米を十分に洗い，水に15〜24時間浸しておく．

炊　飯　　水を切り，炊飯する．
作り方によって水の割合を変える．
　硬作り：米に対して1〜1.5倍の水で炊く．
　軟作り：米に対して4〜4.5倍の水で炊く．

冷　却　　炊けたら飯を糖化用ホーローボウルに取り出す．
70℃になるまでほぐしながら冷ます．

米こうじ　→　混　合　　米こうじをほぐし入れ，飯と混ぜ合わせる．

糖　化　　恒温器を50〜55℃に設定し，米こうじを混ぜ合わせた飯を入れる．
15〜24時間保温し，糖化させる．

殺　菌　　糖化がすんだら，2〜3分間煮沸し，殺菌する．

製　品

(3) 品質検査

① 試作した甘酒の色，香り，食感，味について官能評価を行う．

② 飯の炊きあがり，米こうじの混合，糖化中の各工程で温度を測定する．

③ 糖化の過程において米粒がなくなっていく様子を観察する．

④ 糖化の過程において，1～2時間ごとに糖化中の試料2～5gをはかり取り，乳鉢で均一にすりつぶす．蒸留水で5倍に希釈し，十分に攪拌してろ過した後，ろ液の糖度を屈折糖度計で測定する．

(4) 調べよう

① 甘酒製造のための温度管理が重要である理由をまとめよう．

② 甘酒と清酒の製造方法の相違点について調べよう．

江戸時代では栄養ドリンク？！『甘酒』

甘酒にはブドウ糖の他に，ビタミンB_1，B_2，ナイアシンなどのビタミン類が豊富に含まれており，「飲む点滴」といわれるほど栄養満点の飲み物です．甘酒の起源は，日本書紀にでてくる天甜酒（あまのたむざけ）であり，江戸時代にはすでに夏バテ防止の飲み物として親しまれていたようです．

また，こうじ菌に含まれるこうじ酸が，しみの原因となるメラニン色素の生成抑制効果があることが報告され，こうじの美肌効果にも関心が高まっています．

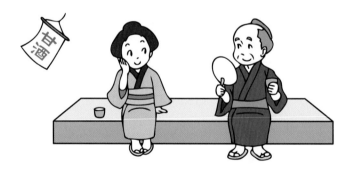

参考：Mitani ら，*Eur. J. Pharmacol*, 411, 169-174(2001)

2. 豆　類

1）み　そ

（1）製造原理

みそは大豆を蒸煮したものに，大豆，米，麦などを蒸煮してこうじ菌（*Aspergillus oryzae*）を培養したものと食塩を混ぜ発酵させた，日本で古くから親しまれている加工食品である．こうじの原料により，米みそ，麦みそ，豆みそ，混合みそに分類される．みその発酵の際，食塩によって一般細菌の活動は減退するが，酵母，乳酸菌，こうじ菌などの有用な微生物は活動可能なため，呈味成分，香気成分が発生する．

みその種類は，色相から白みそ，淡色みそ，赤みそに区分される．みその色はアミノカルボニル反応（褐変反応）によって生成されたメラノイジンによって変化する．白みそおよび淡色みそは，大豆を煮ることで糖とアミノ酸を水中に溶出させ，着色を抑える．赤みそは白みそよりも熟成期間が長いため，アミノカルボニル反応が進み着色する．

① 原料

　乾燥大豆：400 g

　米こうじ（甘酒こうじ）：1 kg

　食塩：8 %（煮大豆と米こうじを合わせた重量）

　種水（大豆の煮汁）：200 mL

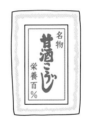

② 器具

　カロリーなべ，ボウル（大・小），しゃもじ，すりこぎ棒，

　計量カップ，みそ用たる，ビニール袋（黒），ミンチ機またはすり鉢，ビニール手袋

③ 準備

　ボウル（大・小），しゃもじ，すりこぎ棒，計量カップを熱湯消毒しておく．

　大豆の煮汁は種水に使用する．

④ 実習のポイント

　仕込みの際には，両腕を肘までしっかりと洗浄し，アルコール消毒を行った後，ビニール手袋を着用し衛生管理を行う．

(2) 実習手順

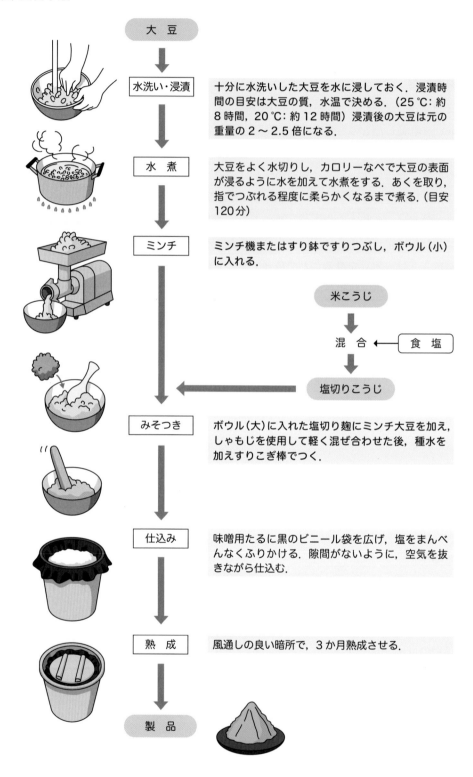

大豆

↓

水洗い・浸漬
十分に水洗いした大豆を水に浸しておく．浸漬時間の目安は大豆の質，水温で決める．（25 ℃：約 8 時間，20 ℃：約 12 時間）浸漬後の大豆は元の重量の 2 〜 2.5 倍になる．

↓

水　煮
大豆をよく水切りし，カロリーなべで大豆の表面が浸るように水を加えて水煮をする．あくを取り，指でつぶれる程度に柔らかくなるまで煮る．（目安120分）

↓

ミンチ
ミンチ機またはすり鉢ですりつぶし，ボウル（小）に入れる．

米こうじ
↓
混　合 ← **食　塩**
↓
塩切りこうじ

みそつき
ボウル（大）に入れた塩切り麹にミンチ大豆を加え，しゃもじを使用して軽く混ぜ合わせた後，種水を加えすりこぎ棒でつく．

↓

仕込み
味噌用たるに黒のビニール袋を広げ，塩をまんべんなくふりかける．隙間がないように，空気を抜きながら仕込む．

↓

熟　成
風通しの良い暗所で，3 か月熟成させる．

↓

製　品

(3) 品質検査

① 官能評価

試作したみその色，香り，味について官能評価を行う．

② 食塩の定量

製造したみそと市販品（甘みそ，淡色辛みそ，赤色辛みそ）について，第5章加工食品の検査法（実験）「1. 品質検査法，2）食塩の定量，(1) 塩分濃度計による定量」（p.138）を参考に塩分濃度を測定し，比較する．

③ 色調測定

みそをすりつぶして均質化し，測定用セルに隙間のないように充填し，あらかじめ調整しておいた色差計で測定する．熟成前と熟成後の色調の変化を比較する．

(4) 調べよう

① みその種類を調べよう．
② みそ製造中の微生物の役割を調べよう．

(5) みそ熟成中の化学変化

みその発酵熟成期間中に，こうじ菌の生産するアミラーゼやプロテアーゼ，リパーゼの作用により，うま味が形成される．また，製造工程中に混入する乳酸菌や酵母によって，グルコースから乳酸などの有機酸やアルコール，エステル結合によってエステル類が生成されて特有の香りが形成される（図1-3）．

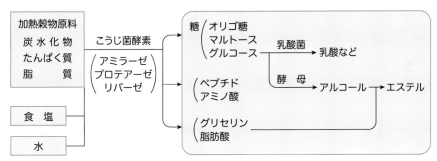

図1-3　みそ製造中の化学変化要約

出典：五十嵐脩他「新エスカ21食品学各論」同文書院，1995年，p.166

(6) みそ中の有効成分とその効用

みそにはさまざまな有効成分が含まれている（図1-4）.

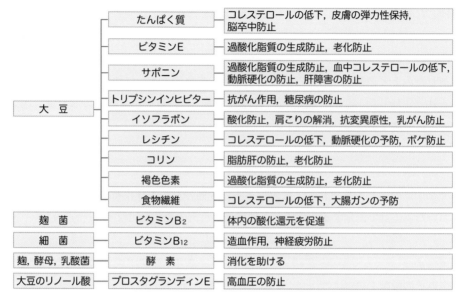

図1-4　みそ中の有効成分とその効用

出典：石村眞一編「自家製味噌のすすめ」雄山閣，2009年，p.178

みそは医者知らず

みその主原料である大豆に含まれているたんぱく質や炭水化物，脂質は，みその製造工程である「発酵・熟成」中に，こうじ菌や乳酸菌などの微生物によって，アミノ酸やビタミンなどが多く生成され，栄養的にさらに優れた食品になります．みそは塩分が多いことから，摂り過ぎは血圧を上げるといわれていますが，近年の研究によって，みその摂取頻度と血圧上昇には関連性がないことや，みそ汁はがんの発症を低下させる効果があることが明らかになっています．

参考：Du ら，日本醸造協会誌，109（3），126-136（2014）

上岡ら，日本醸造協会誌，100（11），771-776（2005）

(7) 普通みその種類

　製麹原料により米みそ，麦みそ，豆みそに分けられるなど，みそは原料，味，色などの
違いにより分類することができる．江戸みそ，信州みそ，八丁みそなど，特徴のあるみそ
が全国的につくられている（表1-2）．

表1-2　普通みその種類

分類	味	色	産地・銘柄	食塩濃度（％）	醸造期間
米みそ	甘口みそ	白	西京みそ（関西） 府中みそ（広島） とんだみそ（山口） 讃岐みそ（香川）	5 ～ 7	5 ～ 20 日
		赤	江戸甘みそ（東京）	5 ～ 7	5 ～ 20 日
		淡色	相白甘みそ（静岡） 九州 広島地方	7 ～ 12	5 ～ 20 日
		赤	御膳みそ 中みそ 徳島 広島地方 その他	11 ～ 13	3 ～ 6 か月
	辛口みそ	淡色	信州みそ（長野） 白辛みそ 中国 関東 北海道地方	11 ～ 13	3 ～ 6 か月
		赤	仙台みそ（宮城） 津軽みそ（青森） 越後 佐渡みそ（新潟） 秋田みそ（秋田）	12 ～ 14	3 ～ 12 か月
麦みそ	甘口みそ	淡色	九州 四国 中国地方 その他	9 ～ 11	1 ～ 3 か月
		赤	九州 関東（埼玉）地方	11 ～ 14	3 ～ 12 か月
豆みそ	辛口みそ	赤褐色	八丁みそ 溜みそ 三河みそ 名古屋みそ（中京地方）	10 ～ 12	5 ～ 20 か月

出典：村尾沢央他「くらしと微生物」培風館，1987 年

2）豆　腐

（1）製造原理

　豆腐は，大豆を水に浸漬後，摩砕して可溶性成分を熱水で抽出したもの（豆乳）に凝固剤を添加して，豆乳中のたんぱく質（グリシニン）を凝固させたものである．

　豆腐の凝固剤として，硫酸カルシウム（すまし粉），塩化マグネシウム（にがり），グルコノデルタラクトンが主に使用されている．硫酸カルシウムは水に溶けにくいため豆乳との凝固反応が遅い（遅効性）．また，保水力が高いため，なめらかな豆腐ができる．塩化マグネシウムは豆乳との凝固反応が速い（速効性）．水分「ゆ（豆腐に取り込まれなかった水分や油分）」が分離しやすいため，固まりにくく，硬い豆腐ができる．硫酸カルシウムと塩化マグネシウムは2価の金属イオンがたんぱく質に結合して架橋することで凝固する．グルコノデルタラクトンの凝固反応は緩やかである．水に溶けやすく，なめらかな豆腐ができる．グルコノデルタラクトンを加熱することでグルコン酸に分解させ，たんぱく質を酸凝固させる．凝固反応は緩慢で，水に溶けやすいため均一で滑らかな舌触りの製品になる．呉汁（細かく砕いた大豆に水を加えたもの）は加熱すると，大豆たんぱく質とサポニンの気泡性により，激しく泡立つ性質がある．この泡を取り除くために，植物性油脂，シリコン樹脂，グリセリン酸エステルなどを，消泡剤として使用する場合もある．

　豆腐の種類には一般に，木綿豆腐，絹ごし豆腐，ソフト豆腐，および充てん豆腐がある．充てん豆腐とは，豆乳を凝固剤と一緒に容器に注入し，密閉した後に加熱して凝固，殺菌させたものである．他の製法に比べ雑菌が入りにくいため，保存性，輸送性に優れている．

① 　原料

　乾燥大豆：400 g

　凝固剤：A 硫酸カルシウム　0.5 ％（豆乳 300 mL に対して）

　　　　　B グルコノデルタラクトン　0.25 ％（豆乳 300 mL に対して）

② 　器具

　ミンチ機，なべ，しゃもじ，ボウル(大)，メスシリンダー，温度計，レードル，計量カップ，ざる，さらし布の袋，屈折糖度計(豆乳用)，充填袋，ロート，計量スプーン(15 mL，5 mL)

③ 　準備

　呉汁のろ過用に，さらし布を袋状に縫った袋を準備しておく．

④ 　実習のポイント

　硫酸カルシウムは水に溶けにくいため，凝固剤に使用する場合は，豆乳に添加後，十分に撹拌してすぐに加熱し，温度管理を正確に行うこと．また，グルコノデルタラクトンを凝固剤に使用する場合は，加熱温度が高いため湯が沸騰しやすいが，気泡が豆腐にあたると「すだち」ができて舌触りが滑らかな製品にならないため，気泡ができないように温度管理する．

（2）実習手順

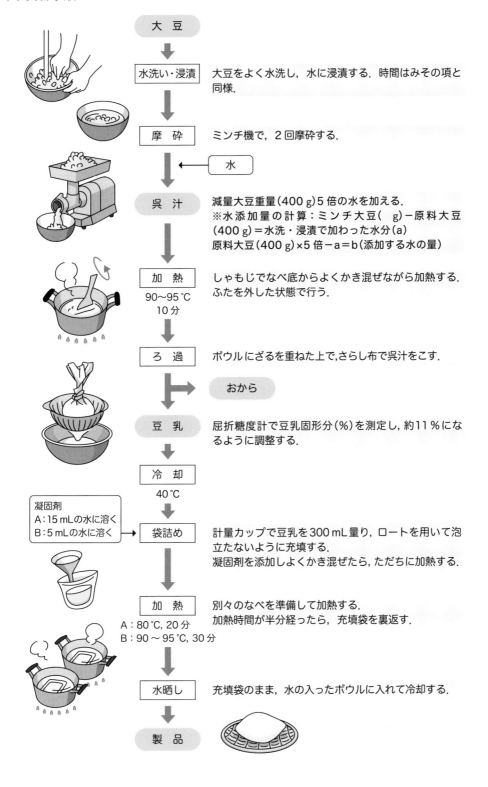

大 豆

水洗い・浸漬　大豆をよく水洗し，水に浸漬する．時間はみその項と同様．

摩 砕　ミンチ機で，2回摩砕する．

水

呉 汁　減量大豆重量（400 g）5倍の水を加える．
※水添加量の計算：ミンチ大豆（　g）－原料大豆（400 g）＝水洗・浸漬で加わった水分（a）
原料大豆（400 g）×5倍－a＝b（添加する水の量）

加 熱　90～95℃ 10分　しゃもじでなべ底からよくかき混ぜながら加熱する．ふたを外した状態で行う．

ろ 過　ボウルにざるを重ねた上で，さらし布で呉汁をこす．

おから

豆 乳　屈折糖度計で豆乳固形分（%）を測定し，約11%になるように調整する．

冷 却　40℃

凝固剤
A：15 mLの水に溶く
B：5 mLの水に溶く

袋詰め　計量カップで豆乳を300 mL量り，ロートを用いて泡立たないように充填する．凝固剤を添加しよくかき混ぜたら，ただちに加熱する．

加 熱　A：80℃，20分　B：90～95℃，30分　別々のなべを準備して加熱する．加熱時間が半分経ったら，充填袋を裏返す．

水晒し　充填袋のまま，水の入ったボウルに入れて冷却する．

製 品

(3) 品質検査

① 官能評価

　試作した2種類の豆腐の凝固剤（A：硫酸カルシウム，B：グルコノデルタラクトン）の違いによる色，弾力，食感，味の違いを評価する．

② 塩類の影響

　同じ濃度の塩類（硫酸カルシウム，塩化カルシウム，塩化マグネシウム，塩化バリウム，塩化ナトリウム）で豆乳の凝固を比較する．

③ 豆乳濃度の影響

　加水量を変えた豆乳で，凝固の違いを比較する．

(4) 調べよう

　① 　木綿豆腐，絹ごし豆腐，ソフト豆腐，充てん豆腐の製造方法を調べよう．

　② 　凝固剤の違いによる凝固のメカニズムを調べよう．

　③ 　大豆，豆乳，おから，豆腐の栄養価を調べよう．

■ 大豆は女性の味方 ■

　みそや豆腐の原料である大豆は，必須アミノ酸のバランスがよい良質なたんぱく質を含み，血圧やコレステロールを低下させる効果があることが知られています．それに加えて，大豆の機能性成分として注目されている成分のひとつに『イソフラボン』があります．

　大豆イソフラボンは，女性ホルモンであるエストロゲンと化学構造が似ていることから，植物性エストロゲンとも呼ばれています．骨粗鬆症予防，更年期の不調改善効果，乳がんや胃がんの予防効果もあると報告されています．

参考：加藤保子，食品学Ⅱ　食品の分類と利用法，南江堂（2010）

3. いも類

1）こんにゃく

（1）製造原理

　こんにゃくの原料は，こんにゃくいもと呼ばれているサトイモ科の多年生植物の塊茎である．こんにゃくいもの主成分は水溶性食物繊維のグルコマンナン（マンノース：グルコース＝ 1.5 〜 2：1 の割合で主に β-1,4 結合したもの，別名こんにゃくマンナン）である．その一部の残基はアセチル化している．グルコマンナンは吸水すると膨潤し高い粘性を示すゾルとなる．これに水酸化カルシウムなどのアルカリを加えて撹拌し加熱すると，グルコマンナンが脱アセチル化され，凝集して絡み合い，抱水したまま凝固し，半透明で弾力のあるゲルのこんにゃくとなる．

① 原料

　　こんにゃく精粉：50 g

　　凝固剤：水酸化カルシウム 3 g（精粉の 6 ％）

　　湯（50 ℃）：1.7 L

　　添加物（いずれか）：パプリカ 4 g（精粉の 8 ％）

　　　　　　　　　　　　青のり 5 g（精粉の 10 ％）

　　　　　　　　　　　　七味唐辛子 2 g（精粉の 4 ％）

　　　　　　　　　　　　ゆず果皮 2 g（精粉の 4 ％）

　　　　　　　　　　　　黒ごま 10 g（精粉の 20 ％）

② 器具

　　なべ，ボウル（大），メスシリンダー，すりこぎ棒，ゴムベラ，バット，包丁，まな板

③ 準備

　　50 ℃の湯を準備しておく．

④ 実習のポイント

　　凝固剤を加えた後はすばやくこねるが，こねが足りないとブヨブヨの製品となり，こね過ぎると形の悪い製品となる．

(2) 実習手順

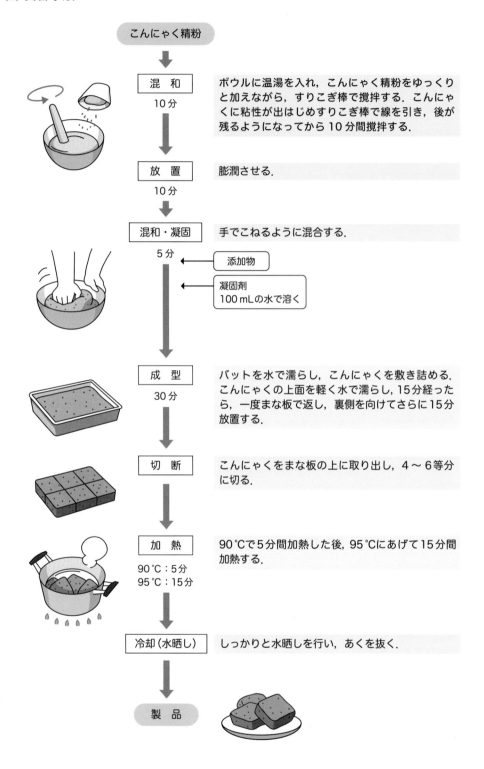

こんにゃく精粉

↓

| 混　和 | ボウルに温湯を入れ，こんにゃく精粉をゆっくりと加えながら，すりこぎ棒で撹拌する．こんにゃくに粘性が出はじめすりこぎ棒で線を引き，後が残るようになってから 10 分間撹拌する． |

10 分

↓

| 放　置 | 膨潤させる． |

10 分

↓

| 混和・凝固 | 手でこねるように混合する． |

5 分　← 添加物

← 凝固剤
100 mL の水で溶く

↓

| 成　型 | バットを水で濡らし，こんにゃくを敷き詰める．こんにゃくの上面を軽く水で濡らし，15 分経ったら，一度まな板で返し，裏側を向けてさらに 15 分放置する． |

30 分

↓

| 切　断 | こんにゃくをまな板の上に取り出し，4〜6 等分に切る． |

↓

| 加　熱 | 90 ℃で 5 分間加熱した後，95 ℃にあげて 15 分間加熱する． |

90 ℃：5 分
95 ℃：15 分

↓

| 冷却（水晒し） | しっかりと水晒しを行い，あくを抜く． |

↓

製　品

（3）品質検査

① 官能評価

　試作したこんにゃくを薄切りにし，色，香り，食感，味の官能評価を行う．

② 比較

　市販されているこんにゃくと比較する．

（4）調べよう

　①　こんにゃくの栄養成分の組成について調べよう．

　②　市販の板こんにゃくは黒こんにゃくといわれているが，精粉を用いて製造したこん
　　にゃくと色が異なるのはなぜか調べよう．

━ こんにゃくで肥満防止！！ ━

　こんにゃくの97％が水分であり，残りのほとんどの成分は食物繊維であることから，低カロリー食品として，肥満予防に有効な食材です．豊富に含まれる食物繊維はグルコマンナンであり，整腸作用や便秘改善効果が期待されています．

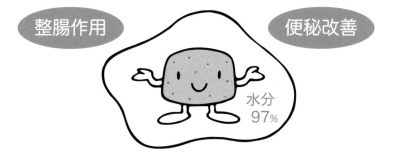

4. 野菜類

1）はくさい漬け

（1）製造原理

　野菜に食塩を振る，あるいは食塩水に漬けると，食塩の浸透圧作用により脱水して原形質分離が起こり，細胞膜の半透性の性質が消失すると食塩や漬け液が細胞内外に自由に出入りするようになる．また，細胞内の酵素によって自己消化が進み，その成分が漬け液中に浸出すると，これを栄養分として乳酸菌や酵母により乳酸発酵やアルコール発酵などが起こり，漬物特有の風味が付与される（図1-5）．

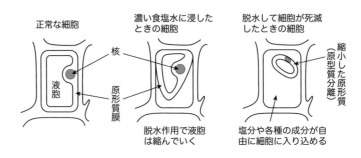

図 1-5　食塩の働きと細胞の変化

① 原料

　はくさい：2株

　食塩：3.2％（はくさい重量）

　赤唐辛子：3〜4本

　こんぶ：40 g

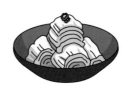

② 器具

　たる，重石（はくさい重量の2倍），押し蓋，ビニールシート，恒温器（インキュベーター）

③ 準備

　はくさいの表面の葉を2〜3枚はずし，葉蓋用に使用する．

　赤唐辛子は種を取り，小口切りにする．

　こんぶの表面のほこりをキッチンペーパーで軽く拭き取り，1 cm 幅に切る．

④ 実習のポイント

　・野菜が漬かる原理を学ぶ．

　・水分活性について理解を深める．

(2) 実習手順

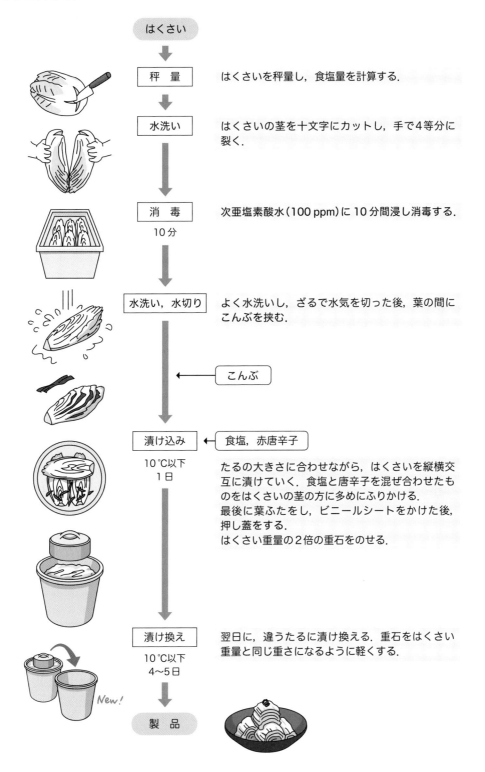

はくさい

↓

秤量　　はくさいを秤量し，食塩量を計算する．

↓

水洗い　　はくさいの茎を十文字にカットし，手で4等分に裂く．

↓

消毒
10分　　次亜塩素酸水（100 ppm）に10分間浸し消毒する．

↓

水洗い，水切り　　よく水洗いし，ざるで水気を切った後，葉の間にこんぶを挟む．

← **こんぶ**

↓

漬け込み ← **食塩，赤唐辛子**
10℃以下
1日

たるの大きさに合わせながら，はくさいを縦横交互に漬けていく．食塩と唐辛子を混ぜ合わせたものをはくさいの茎の方に多めにふりかける．
最後に葉ふたをし，ビニールシートをかけた後，押し蓋をする．
はくさい重量の2倍の重石をのせる．

↓

漬け換え
10℃以下
4～5日

翌日に，違うたるに漬け換える．重石をはくさい重量と同じ重さになるように軽くする．

New!

↓

製品

第1章

(3) 調べよう

① 漬物の種類と食塩濃度，保存性について調べよう．

② 漬物材料となる野菜に含まれる色素の種類（例：クロロフィル，アントシアン系色素，カロテノイド）と，これらがpHの影響を受けるとどのような色調変化を起こすか述べなさい．

■ 漬物でおいしく食物繊維，ビタミン ■

　野菜を加熱調理するとかさが減ってたくさん食べられますが，熱に弱いビタミンB群などは破壊されてしまいます．一方，漬物は食塩に漬け込むことで脱水されるため，かさが減り，加熱しないためビタミンB群も壊れずに，効率よく野菜の栄養素を摂ることができます．

　また，糠漬け（ぬかづけ）は米糠を乳酸発酵させて作った糠床（ぬかどこ）のなかに食材を漬け込んでつくりますが，この「ぬか」にはビタミンB群が多く含まれているので，「ぬか漬け」にすると「ぬか」の栄養素が野菜に移行します．また，漬け込み期間中に乳酸発酵が起こり，植物性乳酸菌が豊富に含まれています．植物性乳酸菌は，酸やアルカリに強く生きたまま腸まで届くため，整腸作用が期待できます．

---

2) 梅干し

(1) 製造原理

　梅干しは，梅の実を重量の20％前後の食塩をまぶして塩漬けにする保存食品である．赤しその葉を加えることで，梅自体に含まれるクエン酸やリンゴ酸などを主体とする有機酸によって赤しその葉の色素アントシアニンが赤色になり，梅の実が赤色に染まる．

① 原料

　梅：500 g

　食塩：100 g（梅の20％）

　赤しそ：25 g

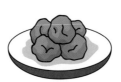

② 器具

　漬け込み容器，重石，押し蓋，表面を覆う程度の布

③ 準備

　梅を洗って，つまようじなどで果梗部を取り除く．

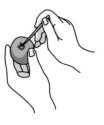

④ 実習のポイント

　梅を塩漬けする際，漬液のあがりが遅くカビが発生しないように，濡れた梅の表面に十分に塩をまぶして漬け込むこと．

（2）実習手順

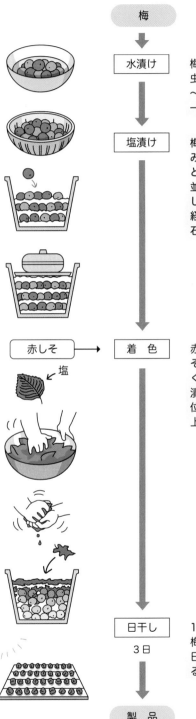

梅

↓

水漬け

梅をボウルで表面が浸るよう水漬けする．その際，虫やごみなどがあれば取り除く．浸す時間は約4〜5時間だが，未熟な梅（青梅）を使用する場合は一晩ほど漬ける．

塩漬け

梅をざるに上げ十分に水切りをする．まず漬け込み容器の底に食塩を敷き，その後に図のように梅と食塩（全体の1/2量）を交互に重ねるように段に並べる．最上段を残りの食塩で覆い，押し蓋をし，梅の2倍の重量の重石で蓋をする．3〜6日経過し，漬け汁が押し蓋の上に上がってきたら，重石の重量を半分にする．

赤しそ → **着色**

赤しその葉を十分に水洗いし，水気をとる．赤しそに対して1割の食塩を振りかけ，よく揉む．あく汁が出たら捨てる．この作業を2回繰り返す．漬け込み容器内の漬け汁を，ちょうど梅が浸る水位まで調製する．梅の間に赤しそを入れ込み，最上段を図のように赤しそで覆う．

日干し

3日

1か月ほど経ったのち，晴天が続く日を確認して，梅を取り出し，すのこに並べ天日干しをする．毎日1回は梅を反転させ，均等に干すように心がける．この作業を3日間繰り返す．

製品

(3) 品質検査

　試作した梅干しの色，食感，香り，味について官能評価を行う．

(4) 調べよう

　梅果実は追熟する果実の1つである．果実が追熟するときには果肉の硬さ，内容成分，外観の色などにどのような変化が起こるか調べよう．

━━ 梅のエキスから発見された機能性成分 ━━

　青梅果汁を Brix 25 %（水分含量 20 %）程度の黒いシロップ状になるまで煮詰めてつくられる梅肉エキスには，血流改善効果があることが見いだされています[1]．梅肉エキス中の主要な有機酸であるクエン酸には，血流改善作用を有することが知られていますが，さらにヒドロキシメチルフラールとヒドロキシメチルフラールクエン酸エステルが単離されました．後者は新規化合物であったため，梅の学名が *Prunus mume* Sieb. et Zucc. であることと部分構造の特徴から，ムメフラール（mumefural）と命名されました．ヒドロキシメチルフラールとムメフラールは，梅果汁中には含まれておらず，梅果汁を加熱濃縮する過程で，糖から生じるヒドロキシメチルフラールがクエン酸とエステル結合して生成すると考えられています．青梅果実 1 kg から 20 g 程度得られます．

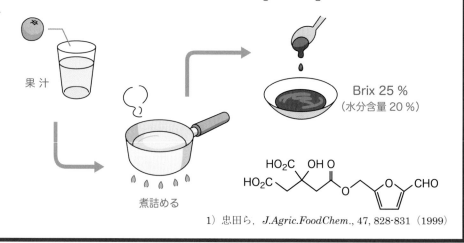

果汁

Brix 25 %
（水分含量 20 %）

煮詰める

1) 忠田ら，*J.Agric.FoodChem.*, 47, 828-831（1999）

3) トマトケチャップ

(1) 製造原理

トマトケチャップは，日本農林規格（JAS規格）において，「濃縮トマトに食塩，香辛料，食酢，砂糖類及びたまねぎ又はにんにくを加えて調味したもので可溶性固形分が25％以上のもの」と定義されている．濃縮トマトとはトマトを破砕して搾汁し，又は裏ごしし，皮，種子等を除去した後濃縮したもの（粉末状及び固形状のものを除く．）で無塩可溶性固形分が8％以上のものである．

① 原料

トマトピューレー：1 kg

たまねぎ：50 〜 70 g

にんにく：10 g　砂糖：50 〜 70 g　食塩：10 〜 15 g（トマトピューレの1 〜 1.5 ％）

食酢：50 〜 100 g（5 〜 10 ％）

香辛料：5 〜 10 g（0.5 〜 1 ％）

ローリエ3 g　白こしょう1.5 g　クローブ1 g

セージ1 g　タイム1 g　唐辛子1 g

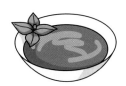

② 器具

なべ（ステンレス製またはホーロー製），ボウル，片手なべ，しゃもじ，裏ごし器，屈折糖度計，蓋付き広口びん

③ 準備

香酢の調製

蓋付き広口びんに食酢と香辛料を10：1の割合で入れ，2 〜 3日放置する．その後ろ過して使用する．

香味野菜液の調製

みじん切りにした玉ねぎとにんにくを3 〜 4倍量の水で軟らかくなるまで弱火で煮る．こして搾汁を得るか裏ごしをしてパルプ状にしたものを使用する．

（2）実習手順

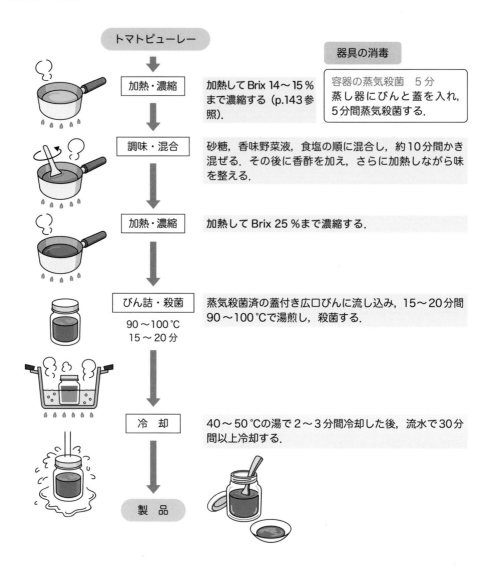

トマトピューレー

| 加熱・濃縮 | 加熱して Brix 14～15 % まで濃縮する（p.143参照）. |

器具の消毒

容器の蒸気殺菌　5分
蒸し器にびんと蓋を入れ,5分間蒸気殺菌する.

| 調味・混合 | 砂糖, 香味野菜液, 食塩の順に混合し, 約10分間かき混ぜる. その後に香酢を加え, さらに加熱しながら味を整える. |

| 加熱・濃縮 | 加熱して Brix 25 %まで濃縮する. |

| びん詰・殺菌 | 蒸気殺菌済の蓋付き広口びんに流し込み, 15～20分間 90～100℃で湯煎し, 殺菌する. |

90～100℃
15～20分

| 冷　却 | 40～50℃の湯で2～3分間冷却した後, 流水で30分間以上冷却する. |

製　品

Brix（ブリックス）について

　Brix（%）とは屈折糖度計の測定表示値の目盛名（示度）であり単位は%で表します. 屈折糖度計は試料液に含まれる糖の含有量によって光の屈折率が異なる性質を利用したものです. 試料溶液の屈折率は, 糖だけでなくすべての可溶性固形分が関与しているため, 糖以外の成分が多く溶けている場合には誤差が生じます. ジャムやジュースなどのようにほとんど糖分のみが溶け込んでいる溶液では, Brix（%）＝糖度になりますが, スープやたれのようにさまざまな成分が溶け込んでいる溶液では, Brix（%）＝濃度となります.

（3）品質検査

　　試作したトマトケチャップの色，香り，なめらかさ，味について官能評価を行う．

（4）調べよう

①　日本農林規格（**JAS**）によるトマト加工品の規格を調べよう．

②　生食用トマトと加工用トマトの品質を比較し，加工用品種にはどのような条件が必要とされるのか調べよう．

トマトの赤色はリコペン

　トマトの赤色はカロテノイドの一種である『リコペン』です．リコペンは抗酸化作用が高く，美肌や美白の効果があると報告されています．また，リコペンは脂溶性の色素で，油に溶けやすい性質があり，熱に強いため，油を使った調理法によって吸収率が高まることが知られています．トマトを生で食べるよりも，ピューレーやケチャップを使った調理をすると，効率よくリコペンを摂取することができます．

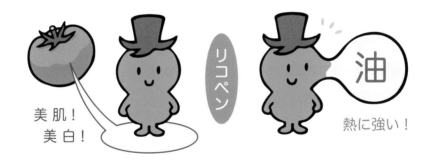

美肌！　美白！　　　リコペン　　　熱に強い！　油

5. 果実類

1）いちごジャム

（1）製造原理

　ジャム類は果実などを砂糖類，糖アルコールまたははちみつとともにゼリー化するまで加熱したものである．果実には糖質の一種であるガラクツロン酸が含まれている．D-ガラクツロン酸が α-1,4 結合し直鎖状に結合した多糖をペクチン（図 1-6）と呼び，ペクチンを構成する D- ガラクツロン酸のカルボキシル基がメチルエステル化したものをペクチニン酸，していないものをペクチン酸という．また，ペクチン酸とセルロースなどが結合したものをプロトペクチンといい，未熟果実に存在する．広義ではペクチニン酸，ペクチン酸，プロトペクチンをペクチンと呼び，このうち果実中の有機酸と糖類によりゲルを形成するのはペクチニン酸である．

　高メトキシルペクチン（メトキシル化 7 ％以上）をゼリー化させるには，糖と酸が必要となる．糖は 60 ～ 70 ％，酸は pH 2.8 ～ 3.3 が最適とされている．糖がペクチンから水を奪うことで，ペクチンは水素結合しやすくなり，網目構造を形成し，ゼリー化する．

　低メトキシルペクチン（メトキシル化 7 ％未満）は，糖や酸を必ずしも必要としない．カルシウムなど 2 価以上の金属イオンによってゼリー化するため，カルシウム塩類（ゲル化補助剤）を加えて，糖分を控えた低カロリージャムをつくることができる．ただし，低糖度ジャムは保存性が劣るため保存方法に注意が必要である．

　ジャムの製法には，果肉をつぶして作る方法と，果実の原型を保持するようにした方法（プレザーブスタイル）がある．

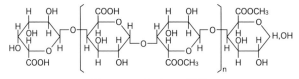

図 1-6　ペクチンの構造

① 　原料

　いちご：1 kg　　粉末ペクチン：3 g

　砂糖：600 ～ 700 g（調製原料の 60 ～ 70 ％）

　クエン酸：0.5 g

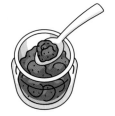

② 　器具

　なべ，しゃもじ，屈折糖度計，温度計，コップ，スプーン，レードル，蓋付き広口びん

③ 　実習のポイント

　高メトキシルペクチンと低メトキシルペクチンのゼリー化の条件について学ぶ．

(2) 実習手順

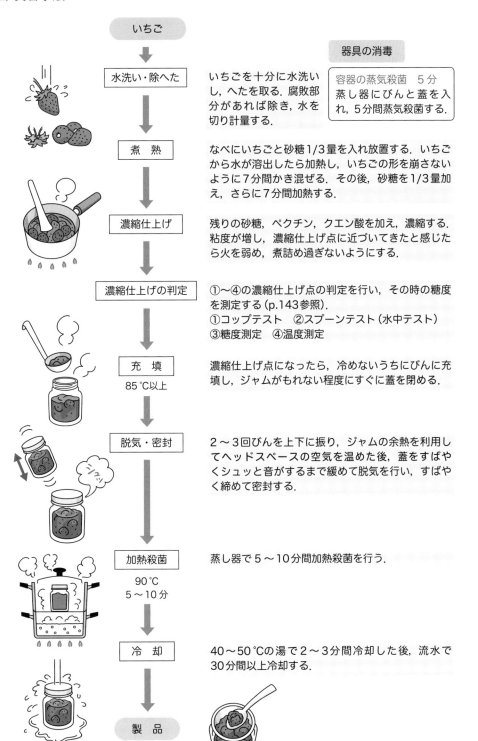

いちご

水洗い・除へた

いちごを十分に水洗いし、へたを取る。腐敗部分があれば除き、水を切り計量する。

器具の消毒

容器の蒸気殺菌　5分
蒸し器にびんと蓋を入れ、5分間蒸気殺菌する。

煮熟

なべにいちごと砂糖1/3量を入れ放置する。いちごから水が溶出したら加熱し、いちごの形を崩さないように7分間かき混ぜる。その後、砂糖を1/3量加え、さらに7分間加熱する。

濃縮仕上げ

残りの砂糖、ペクチン、クエン酸を加え、濃縮する。粘度が増し、濃縮仕上げ点に近づいてきたと感じたら火を弱め、煮詰め過ぎないようにする。

濃縮仕上げの判定

①～④の濃縮仕上げ点の判定を行い、その時の糖度を測定する（p.143参照）。
①コップテスト　②スプーンテスト（水中テスト）
③糖度測定　④温度測定

充填
85℃以上

濃縮仕上げ点になったら、冷めないうちにびんに充填し、ジャムがもれない程度にすぐに蓋を閉める。

脱気・密封

2～3回びんを上下に振り、ジャムの余熱を利用してヘッドスペースの空気を温めた後、蓋をすばやくシュッと音がするまで緩めて脱気を行い、すばやく締めて密封する。

加熱殺菌
90℃
5～10分

蒸し器で5～10分間加熱殺菌を行う。

冷却

40～50℃の湯で2～3分間冷却した後、流水で30分間以上冷却する。

製品

(3) 品質検査

① 官能評価

試作したいちごジャムの色（色沢），香り，甘味，酸味，ゼリー化の状態について官能評価を行う．

② 濃縮仕上げ点の判定

濃縮仕上げ点の判定法のいずれかを行い濃縮仕上げ点を判定する．

(4) 濃縮仕上げ点の判定法

① コップテスト（水中テスト）

完成前のジャムを冷水の入ったコップの中に滴下する．すぐに溶けて散らばる状態は濃縮不足，コップの底まで散らばらずにやわらかいゼリー状になって落ちてくる状態が適度である．

② スプーンテスト

ジャムをスプーンにつけ，冷めてきたらスプーンを傾け，コップの中の水に滴らし入れる．広がった状態でゆっくりと垂れ下がるように落ちれば，適度な仕上がりといえる．滴下する場合は濃縮不足である．

③ 糖度測定

屈折計（糖度計）を用いて糖度を測定する．屈折計（糖度計）のプリズム面に，ジャムを薄くのせて蓋を閉める．明るい方向を向いて接眼鏡を覗き，明暗の境界線の目盛りを読み取る．糖度がBrix 65 %になればよい．

④ 温度測定

濃縮液の温度を測定し，104 ～ 105 ℃になればよい．

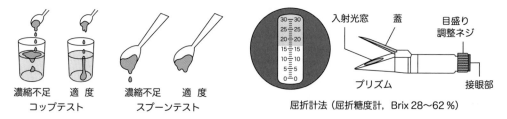

濃縮不足　適　度
コップテスト　　濃縮不足　適　度
スプーンテスト　　屈折計法（屈折糖度計，Brix 28〜62 %）

(5) 調べよう

ジャムを製造する際の酸，砂糖，ペクチンの役割について調べよう．

2) ブルーベリージャム（低メトキシペクチン使用）

(1) 製造原理

　ジャム類は，果実などを砂糖類や糖アルコール，はちみつとともにゼリー化するまで加熱したものである．ジャムは甘さの指標である糖度の違いにより，高糖度ジャム（糖度がBrix 65 % 以上），中等度ジャム（糖度がBrix 55 % 以上 65 % 未満），低糖度ジャム（糖度がBrix 40 % 以上 55 % 未満）に分類される．ジャムの原料であるペクチンは，主成分であるガラクツロン酸のメチルエステル化の割合により高メトキシペクチン（メトキシル化 7 % 以上）と低メトキシペクチン（メトキシル化 7 % 未満）に分けられ，それぞれゼリー化（ゲル化）のメカニズムが異なる．低メトキシペクチンは，酸と糖の添加だけではゼリー化は起こらないが，カルシウムを添加することでゼリー化する．そのため，甘さを控えた低糖度のジャムを製造することができる．

　ジャムは保存性に優れた食品として知られているが，低糖度ジャムは高糖度ジャムと比べて，自由水の割合（水分活性）が高いことから腐敗しやすい．ペクチンは，レモン，オレンジなどの柑橘類やりんご，バナナに多く含まれている食物繊維の一種である．低糖度のジャムの製造では，ペクチンが食品添加物としてゲル化剤の用途で使われることが多い．

① 原料（124 mL 容びん 6 本分）

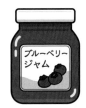

ブルーベリー：660 g

水：180 mL

グラニュー糖：324 g

低メトキシペクチン：10 g

クエン酸カルシウム：ペクチンに対してカルシウムの量が 1.2 % となるように添加する．

② 器具

なべ，しゃもじ，計量カップ，屈折糖度計，温度計，コップ，スプーン，レードル，ゴム手袋，蓋付つき広口びん，蒸し器

③ 準備

冷凍ブルーベリーを使用する場合は，解凍しておく．

低メトキシペクチンは，湯で溶解しておくこと．

クエン酸カルシウムは，50 %（W/V）クエン酸溶液で溶解しておくこと．

④ 実習のポイント

なべが変色したり，なべの素材である金属がジャムの中へ溶け出すことがあるため，酸に弱い金属のなべ（例：アルミ，鉄，しんちゅうなど）は使用しないこと．

(2) 実習手順

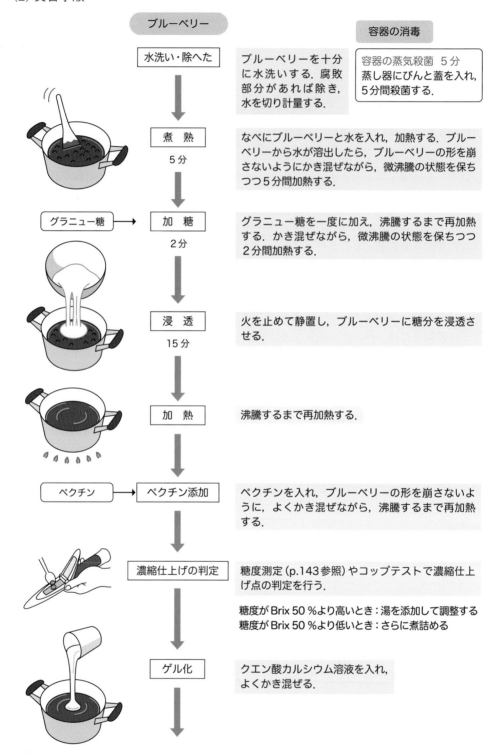

ブルーベリー	容器の消毒

水洗い・除へた
ブルーベリーを十分に水洗いする. 腐敗部分があれば除き, 水を切り計量する.

容器の蒸気殺菌　5分
蒸し器にびんと蓋を入れ, 5分間殺菌する.

煮熟
5分
なべにブルーベリーと水を入れ, 加熱する. ブルーベリーから水が溶出したら, ブルーベリーの形を崩さないようにかき混ぜながら, 微沸騰の状態を保ちつつ5分間加熱する.

グラニュー糖　→　**加糖**
2分
グラニュー糖を一度に加え, 沸騰するまで再加熱する. かき混ぜながら, 微沸騰の状態を保ちつつ2分間加熱する.

浸透
15分
火を止めて静置し, ブルーベリーに糖分を浸透させる.

加熱
沸騰するまで再加熱する.

ペクチン　→　**ペクチン添加**
ペクチンを入れ, ブルーベリーの形を崩さないように, よくかき混ぜながら, 沸騰するまで再加熱する.

濃縮仕上げの判定
糖度測定 (p.143参照) やコップテストで濃縮仕上げ点の判定を行う.

糖度がBrix 50 %より高いとき：湯を添加して調整する
糖度がBrix 50 %より低いとき：さらに煮詰める

ゲル化
クエン酸カルシウム溶液を入れ, よくかき混ぜる.

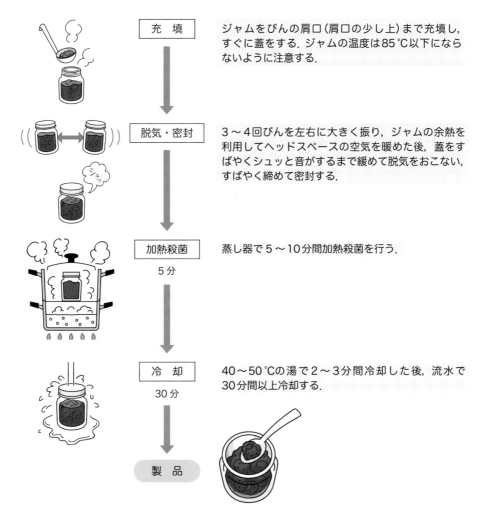

	充　填	ジャムをびんの肩口（肩口の少し上）まで充填し，すぐに蓋をする．ジャムの温度は85℃以下にならないように注意する．
	脱気・密封	3〜4回びんを左右に大きく振り，ジャムの余熱を利用してヘッドスペースの空気を暖めた後，蓋をすばやくシュッと音がするまで緩めて脱気をおこない，すばやく締めて密封する．
	加熱殺菌 5分	蒸し器で5〜10分間加熱殺菌を行う．
	冷　却 30分	40〜50℃の湯で2〜3分間冷却した後，流水で30分間以上冷却する．
	製　品	

（3）品質検査

　試作したブルーベリージャムの色（色沢），香り，甘味，酸味，ゼリー化の状態について官能評価を行う．

（4）調べよう

　日本農林規格（JAS）におけるジャムの種類やその規格について調べよう．

3) 温州みかん・甘夏のシロップ漬けびん詰

(1) 製造原理

みかんのびん詰の製造工程においては皮の除去が最も重要であり，一般に食品添加物として認められている塩酸と水酸化ナトリウムを用いた方法（酸・アルカリ併用法）が使われている．まず塩酸溶液に浸透すると内果皮のプロトペクチンが膨化し可溶性に変化する．次に水酸化ナトリウム溶液で処理すると，膨化した可溶性ペクチンは分解され，繊維素中のヘミセルロースが可溶化し，内果皮は容易に除去される．

① 原料（225 g 容びん 6 本分）

温州みかん：2 kg（甘夏の場合は，8 個）

1 ％塩酸溶液：2 L

0.5 ％水酸化ナトリウム溶液：2 L

充てん液（シロップ）：品質表示基準におけるライト・シラップの開栓時糖度は Brix 14 〜 18 ％である．

開栓時に Brix 16 ％となるようにシロップを調製する．

【シロップ計算】内容総量 225 g，肉詰めみかん量 180 g，開栓時糖度 Brix 16 ％，原料みかんの糖度を Brix 10 ％とした時のシロップの計算

a）シロップ注入量：内容総量 225 g － みかん量 180 g ＝ （A）g

b）製品 1 本分の総糖量：内容総量 225 g × 16 ％ ＝ （B）g

c）みかん中の糖分：みかん量 180 g × 10 ％ ＝ （C）g

d）製品 1 本分の砂糖量：B － C ＝ （D）g

e）製品 1 本分の水の量：A － D ＝ （E）g

砂糖と水はそれぞれ製造する本数分を計量し，混ぜ合わせておく．

② 器具

ボウル（大），しゃもじ，水きりかご・バット，温度計，ビニール手袋，蒸し器，蓋付き広口びん（225 g 容）

③ 実習のポイント

農産物缶詰およびびん詰の品質表示基準で，製品の糖度は，Brix 10 ％以上 14 ％未満のものをエキストラライト，Brix 14 ％以上 18 ％未満のものをライト，Brix 18 ％以上 22 ％未満のものをヘビー，Brix 22 ％以上のものをエキストラヘビーといい，一般にみかん缶詰は Brix 14 ％（ライト・シラップ），ももおよびパインアップルの缶詰はそれぞれ Brix 18 ％（ヘビー・シラップ）を基準としてつくられている．

(2) 実習手順

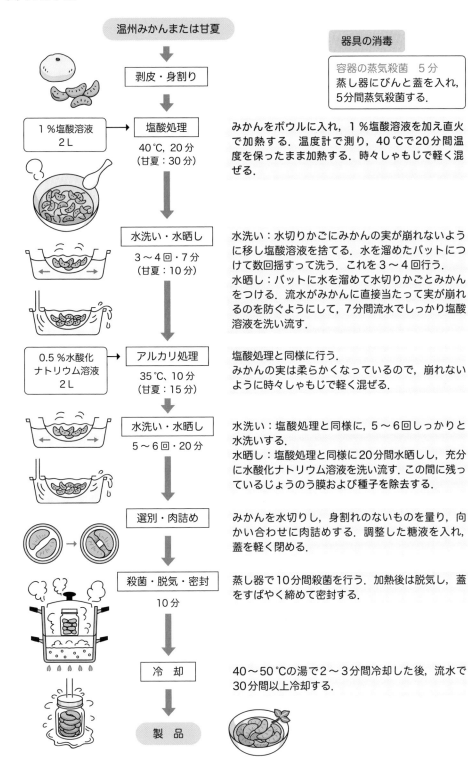

温州みかんまたは甘夏

剥皮・身割り

器具の消毒

容器の蒸気殺菌　5分
蒸し器にびんと蓋を入れ，5分間蒸気殺菌する．

1%塩酸溶液 2L → **塩酸処理**
40℃, 20分
（甘夏：30分）

みかんをボウルに入れ，1%塩酸溶液を加え直火で加熱する．温度計で測り，40℃で20分間温度を保ったまま加熱する．時々しゃもじで軽く混ぜる．

水洗い・水晒し
3〜4回・7分
（甘夏：10分）

水洗い：水切りかごにみかんの実が崩れないように移し塩酸溶液を捨てる．水を溜めたバットにつけて数回揺すって洗う．これを3〜4回行う．
水晒し：バットに水を溜めて水切りかごとみかんをつける．流水がみかんに直接当たって実が崩れるのを防ぐようにして，7分間流水でしっかり塩酸溶液を洗い流す．

0.5%水酸化ナトリウム溶液 2L → **アルカリ処理**
35℃、10分
（甘夏：15分）

塩酸処理と同様に行う．
みかんの実は柔らかくなっているので，崩れないように時々しゃもじで軽く混ぜる．

水洗い・水晒し
5〜6回・20分

水洗い：塩酸処理と同様に，5〜6回しっかりと水洗いする．
水晒し：塩酸処理と同様に20分間水晒しし，充分に水酸化ナトリウム溶液を洗い流す．この間に残っているじょうのう膜および種子を除去する．

選別・肉詰め

みかんを水切りし，身割れのないものを量り，向かい合わせに肉詰めする．調整した糖液を入れ，蓋を軽く閉める．

殺菌・脱気・密封
10分

蒸し器で10分間殺菌を行う．加熱後は脱気し，蓋をすばやく締めて密封する．

冷　却

40〜50℃の湯で2〜3分間冷却した後，流水で30分間以上冷却する．

製　品

第1章

(3) 品質検査

　試作した温州みかん・甘夏のシロップ漬けの外観，色，食感，香り，味について官能評価を行う.

(4) 調べよう

　かんきつ類の機能性成分について調べよう.

(5) かんきつ類の構造

　かんきつ類の果実は果皮，種子，じょうのう膜（砂じょうが入っている袋），砂じょう（さのう，ツブツブの果肉）で構成されている. また，果皮は橙色の部分である外果皮（フラベド）と内側の白い部分の内果皮（アルベド）に分けられる（図1-7）.

図 1-7　かんきつ類の構造

━━━━ かんきつ類に含まれる成分 ━━━━

　フラボノイドとは本来は植物色素という意味であり，ほとんどすべての植物に含まれている色素化合物です. ナリンギンはかんきつ類の果皮に含まれている苦味成分で，ヘスペリジンは結晶化しやすく，みかん缶詰のシロップが白濁する原因物質として知られています.

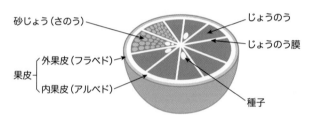

4）果汁飲料（オレンジジュース）

（1）製造原理

　日本農林規格（JAS）において，オレンジジュースは，「オレンジの果実の搾汁もしくは還元果汁若しくはこれらにみかん類の果実の搾汁，濃縮果汁若しくは還元果汁を加えたもの又はこれらに砂糖類，蜂蜜等を加えたもの（みかん類の原材料に占める重量の割合が10％未満であって，かつ，製品の糖用屈折計示度（加えられた砂糖類，蜂蜜等の糖用屈折計示度を除く.）に寄与する割合が10％未満のものに限る.）」と，定められている．また，オレンジジュース（ストレート）の規格は，糖度がBrix 10％以上であること，加糖されていないことである．

　オレンジジュース（ストレート以外）の規格は，果実の搾汁の重量の割合が還元果汁の重量の割合を上回るものにあってはBrix 10％以上20％未満，それ以外のものにあってはBrix 11％以上20％未満であること（ただし，加えられた砂糖類およびはちみつの糖用屈折計示度を除く），加糖量は，砂糖類およびはちみつの原材料に占める重量の割合が5％以下である．

　実習ではオレンジ果汁を絞り，糖度と酸度を調整した後に加熱殺菌し，びん詰めしたオレンジジュース（ストレート以外）を試作する．

① 　原料（6本分）

　オレンジ：2 kg

　砂糖：原料オレンジ果汁の糖度で添加量を決める．

　クエン酸：原料オレンジ果汁の酸度から添加量を決める．

　オレンジエッセンス：少量

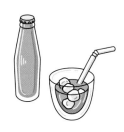

② 　器具

　大なべ，片手なべ，びん（300 mL容），王冠，ボウル（大），ざる，包丁，搾汁器（ハンドジューサー），温度計，ビニール手袋，屈折糖度計，酸度測定用器具類（第5章 p.149参照），打栓機

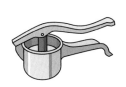
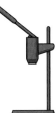

③ 　実習のポイント

　原料のオレンジは適熟で，できるだけ糖酸比の高いものを選ぶこと．

(2) 実習手順

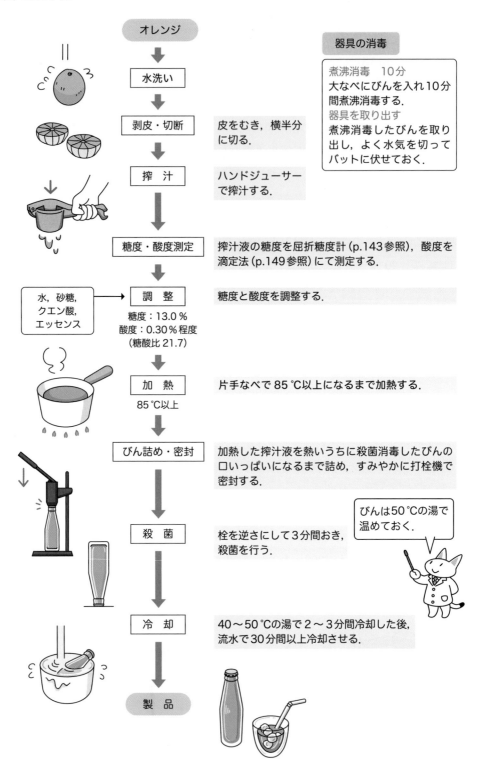

オレンジ

↓

水洗い

↓

剥皮・切断
皮をむき，横半分に切る．

↓

搾汁
ハンドジューサーで搾汁する．

↓

糖度・酸度測定
搾汁液の糖度を屈折糖度計 (p.143参照)，酸度を滴定法 (p.149参照) にて測定する．

↓

水，砂糖，クエン酸，エッセンス → 調整
糖度：13.0%
酸度：0.30%程度
（糖酸比 21.7）
糖度と酸度を調整する．

↓

加熱
85℃以上
片手なべで85℃以上になるまで加熱する．

↓

びん詰め・密封
加熱した搾汁液を熱いうちに殺菌消毒したびんの口いっぱいになるまで詰め，すみやかに打栓機で密封する．

↓

殺菌
栓を逆さにして3分間おき，殺菌を行う．

↓

冷却
40〜50℃の湯で2〜3分間冷却した後，流水で30分間以上冷却させる．

↓

製品

器具の消毒

煮沸消毒　10分
大なべにびんを入れ10分間煮沸消毒する．
器具を取り出す
煮沸消毒したびんを取り出し，よく水気を切ってバットに伏せておく．

びんは50℃の湯で温めておく．

(3) 品質検査

① 官能評価

試作したオレンジジュースの色，香り，酸味，甘味について官能評価を行う．

② 確認

絞った直後のオレンジジュースと，糖酸比を調整したもの，加熱殺菌したものの製品の香りや味などの違いを確認する．

③ 測定

オレンジジュースの pH，酸度測定を行う．

(4) 調べよう

① 果実飲料の日本農林規格（JAS）について調べよう．
② 濃縮還元について調べよう．

みかんを食べて骨粗しょう症予防

女性は閉経するとホルモンバランスが変わり骨粗しょう症にかかりやすくなりますが，栄養疫学調査（三ヶ日町研究）から，β-クリプトキサンチンの血中濃度が高い閉経女性では骨粗しょう症の発症率が顕著に低いことが判明しました．β-クリプトキサンチンの豊富な温州みかんの摂取が健康な骨の維持・形成に有用である可能性が見いだされ，生鮮食品の機能性表示食品となっています．

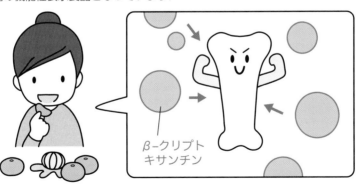

β-クリプト
キサンチン

第2章　畜産物の加工実習

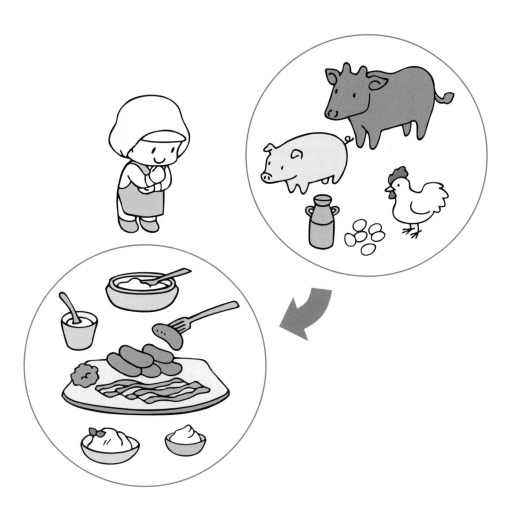

到達目標☑

☐　発酵乳（ヨーグルト）の様式，関与する乳酸菌の種類と特性およびその機能について説明できる.

☐　アイスクリーム類の成分規格，オーバーランについて説明できる.

☐　バターやマーガリンのエマルションについて説明できる.

☐　加工肉の発色機構，燻煙効果の要点を説明できる.

1. 乳製品

1) 発酵乳 （ヨーグルト）

(1) 製造原理

　原料の乳に乳酸菌を加えて一定温度に保つことで増殖させ，乳酸菌によって乳酸が生じる．発酵乳は生じた乳酸により乳たんぱく質（κ-カゼイン）のpHが低下し等電点沈殿して凝固したものである．代表的なものはヨーグルトである．食品衛生法に基づく「乳及び乳製品の成分規格等に関する省令」（略称：乳等省令）によって表2-1のように成分規格が規定されている．

表2-1　乳等省令による成分規格

種　　類		無脂乳固形分	乳酸菌数または酵母数（1mL 当たり）	大腸菌群
乳製品	発酵乳	8.0 ％以上	1000 万以上または殺菌	陰　性
	乳酸菌飲料	3.0 ％〜 8.0 ％	1000 万以上または殺菌	陰　性
乳等を主要原料とする食品	乳酸菌飲料	3.0 ％未満	100 万以上	陰　性

発酵乳製造における一般的な乳糖から乳酸の生成は，図2-1のとおりである．

$$C_{12}H_{22}O_{11}\cdot H_2O \rightarrow C_6H_{12}O_6 + C_6H_{12}O_6$$
　　乳　糖　　（ラクターゼ）　　グルコース　　ガラクトース

① ホモ乳酸発酵：糖類から乳酸のみを生成

$$C_6H_{12}O_6 \rightarrow 2CH_3CHOHCOOH$$
グルコース 1 モル　　　乳酸 2 モル

② ヘテロ乳酸発酵：糖類から乳酸と乳酸以外の物質（エタノール，二酸化炭素，酢酸）を生成

$$C_6H_{12}O_6 \rightarrow CH_3CHOHCOOH + C_2H_5OH + CO_2$$
グルコース 1 モル　　乳酸 1 モル　　エタノール　二酸化炭素

$$2C_6H_{12}O_6 \rightarrow 2CH_3CHOHCOOH + 3CH_3COOH$$
グルコース 2 モル　　乳酸 2 モル　　酢酸 3 モル

図2-1　乳糖から乳酸の生成

① 原料

A　脱脂乳　　水：450 mL　　　　　B　牛乳　　牛乳：490 mL

　　　　　　　スキムミルク：50 g　　　　　　　　　　スキムミルク：10 g

A・B 共通

　　スターター（乳酸菌）：50 g

　　砂糖：50 g

　　香料（バニラエッセンス）：適量

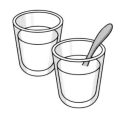

② 器具

大なべ，片手なべ，しゃもじ，温度計，タイマー，レードル（玉杓子），計量スプーン，
アルミホイル，充填する容器（コップまたはびん），まな板，200 mL ポリ容器，
恒温器（インキュベーター）

③ 準備

恒温器（インキュベーター）は 37 ℃に設定しておく．
スターター(乳酸菌)は市販のヨーグルトを使用する．200 mLのポリ容器に計量しておく．

④ 実習のポイント

器具はすべて消毒したものを使用する．

トクホのヨーグルトで整腸作用

　プロバイオティクスとは「腸内細菌叢のバランスを調整し，有用な効果をもたらす生
きた微生物」のことと定義されています．プロバイオティクスを含むヨーグルトも多く
市販されており，それらのなかには，「おなかの調子を整える食品（整腸作用）」として
特定保健用食品（トクホ）に許可されているものもあります．

　さらに，腸内の有用菌の働きを助ける物質のことをプレバイオティクスといい，オリ
ゴ糖や食物繊維などがあげられます．プロバイオティクスとプレバイオティクスを組み
合わせるとさらに効率的であり，このことをシンバイオティクスといいます．

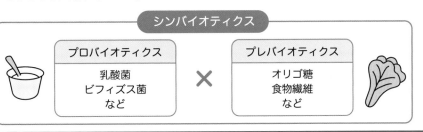

(2) 実習手順

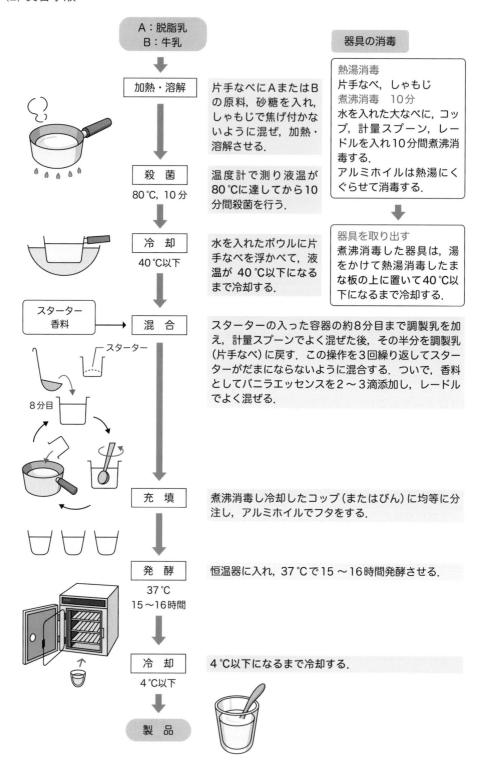

A：脱脂乳
B：牛乳

加熱・溶解
片手なべにAまたはBの原料，砂糖を入れ，しゃもじで焦げ付かないように混ぜ，加熱・溶解させる．

殺菌
80℃, 10分
温度計で測り液温が80℃に達してから10分間殺菌を行う．

冷却
40℃以下
水を入れたボウルに片手なべを浮かべて，液温が 40℃以下になるまで冷却する．

混合
スターター
香料
スターターの入った容器の約8分目まで調製乳を加え，計量スプーンでよく混ぜた後，その半分を調製乳（片手なべ）に戻す．この操作を3回繰り返してスターターがだまにならないように混合する．ついで，香料としてバニラエッセンスを2〜3滴添加し，レードルでよく混ぜる．

8分目

充填
煮沸消毒し冷却したコップ（またはびん）に均等に分注し，アルミホイルでフタをする．

発酵
37℃
15〜16時間
恒温器に入れ，37℃で15〜16時間発酵させる．

冷却
4℃以下
4℃以下になるまで冷却する．

製品

器具の消毒

熱湯消毒
片手なべ，しゃもじ
煮沸消毒　10分
水を入れた大なべに，コップ，計量スプーン，レードルを入れ10分間煮沸消毒する．
アルミホイルは熱湯にくぐらせて消毒する．

器具を取り出す
煮沸消毒した器具は，湯をかけて熱湯消毒したまな板の上に置いて40℃以下になるまで冷却する．

（3）品質検査

①　酸度測定

　ヨーグルトの酸度を滴定により測定する．第5章加工食品の検査法「4）酸度の測定 p.149」を参考に行う．また，試作したヨーグルト 10 g を蒸留水で倍に希釈し，均質化した後に遠心分離またはろ過し，定容したものを滴定試料とする．

　【結果】
　試料名＿＿＿＿＿＿＿＿＿＿＿＿＿＿＿＿
　試料採取量（a）＿＿＿＿＿＿＿＿＿＿ g
　滴定値（b）＿＿＿＿＿ mL

0.1mol/L 水酸化ナトリウム溶液の力価（f_2）

　ヨーグルトなどの乳製品の酸度は一般的に乳酸（％）として表示され，次式により求める．0.1 mol/L 水酸化ナトリウム溶液 1 mL は，乳酸 0.009 g に相当する．

$$乳酸（\%）= \frac{\text{b} \times f_2 \times 0.009}{\text{a}} \times 100$$

②　官能評価

　A：脱脂乳，B：牛乳を主原料として試作したヨーグルトの色，食感，香り，味について官能評価を行う．

（4）調べよう

　ヨーグルトの製造に用いられている乳酸菌の種類とその特徴について調べよう．

2) アイスクリーム

(1) 製造原理

　アイスクリームは，主原料となる牛乳や乳製品に，糖類，乳化剤，安定剤，香料などを加え，加熱殺菌後，撹拌しながら空気を混入し凍結させたものである．

　乳等省令において「アイスクリーム類とは，乳又はこれらを原料として製造した食品を加工し，又は主要原料としたものを凍結させたものであって，乳固形分3.0％以上含むもの（発酵乳を除く）」と定義され，乳固形分および乳脂肪分の含量によりアイスクリーム，アイスミルク，ラクトアイスに分けられる（表2-2）．

表2-2　アイスクリーム類の成分規格

成　分	アイスクリーム	アイスミルク	ラクトアイス
乳固形分	15.0％以上	10.0％以上	3.0％以上
うち乳脂肪分	8.0％以上	3.0％以上	－
細菌数（1g当たり）	10万以下	5万以下	5万以下
大腸菌群	陰性	陰性	陰性

① 原料

　牛乳：200 mL　　　　　　　　　グラニュー糖：40 g

　クリーム：200 mL　　　　　　　バニラビーンズ：1/5本

　　A　生クリーム（純乳脂肪分45％以上）　冷却用氷

　　B　植物性脂肪　　　　　　　　凍結用氷：1.8 kg（ボウル（大）に入る量）

　卵黄：2個分　　　　　　　　　　凍結用食塩（氷重量の20％）：360 g

② 器具

　大なべ，片手なべ，しゃもじ，ボウル（大・小），泡だて器，温度計，ステンレスボウル，ポリ容器

③ 準備

　冷却用と凍結用の氷を準備しておく．氷は細かいものがよい．

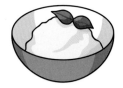

④ 実習のポイント

　凍結用の氷と食塩（寒剤）を混ぜ合わせる時は，非常に冷たくなるので，素手では行わず，ゴム手袋をするか，レードル（玉杓子）などの器具を使ってよく混ぜ合わせること．

　十分に混合・撹拌することでアイスクリームミックス内に均一に空気が混合され，滑らかで口あたりのよい製品ができる．

（2）実習手順

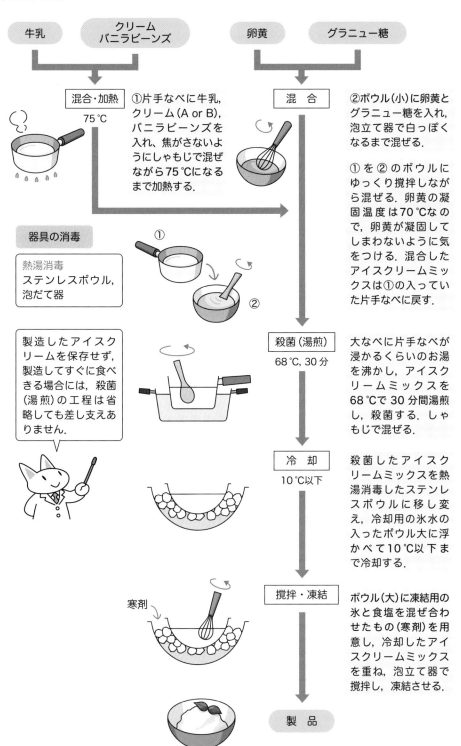

①片手なべに牛乳，クリーム（A or B），バニラビーンズを入れ、焦がさないようにしゃもじで混ぜながら75℃になるまで加熱する．

②ボウル（小）に卵黄とグラニュー糖を入れ，泡立て器で白っぽくなるまで混ぜる．

①を②のボウルにゆっくり撹拌しながら混ぜる．卵黄の凝固温度は70℃なので，卵黄が凝固してしまわないように気をつける．混合したアイスクリームミックスは①の入っていた片手なべに戻す．

器具の消毒

熱湯消毒
ステンレスボウル，泡だて器

製造したアイスクリームを保存せず，製造してすぐに食べきる場合には，殺菌（湯煎）の工程は省略しても差し支えありません．

殺菌（湯煎）
68℃, 30分

大なべに片手なべが浸かるくらいのお湯を沸かし，アイスクリームミックスを68℃で30分間湯煎し，殺菌する．しゃもじで混ぜる．

冷却
10℃以下

殺菌したアイスクリームミックスを熱湯消毒したステンレスボウルに移し変え，冷却用の氷水の入ったボウル大に浮かべて10℃以下まで冷却する．

撹拌・凍結

寒剤

ボウル（大）に凍結用の氷と食塩を混ぜ合わせたもの（寒剤）を用意し，冷却したアイスクリームミックスを重ね，泡立て器で撹拌し，凍結させる．

製品

(3) 品質検査

① オーバーランの測定

空気の混入によりアイスクリームの容積が泡立て前の材料の容積よりも増大する．この増大率をオーバーランといい，一般的なアイスクリームのオーバーランは80〜100％である．

$$オーバーラン（\%）= \frac{アイスクリームの容積 - 原材料の容積}{原材料の容積} \times 100$$

② 官能評価

A：生クリーム（純乳脂肪分45％以上），B：植物性脂肪を材料として試作した2種類のアイスクリームの，色，食感，香り，味について官能評価を行う．

(4) 調べよう

材料の違いまたはオーバーランの違いによって，味や食感にどのような差が出るのか調べよう．

(5) 寒　剤

氷と食塩を混合すると，氷を融解して融解熱を吸収し，塩類の結晶はその溶けた水に溶解して熱を吸収するため，温度が低下する．混合することによって低温を得ることができる物質のことを寒剤という．氷と食塩を混合することで低温が得られるのは，重量組成が氷：食塩＝77.6：22.4なので，氷100gに対して食塩28.9gで降下温度は−21.2℃となる．

━ アイスクリーム類には賞味期限が表示されていない ━

−18度以下の冷凍保存で温度管理がきちんとされていれば，微生物は増えることがないため，長期間保存しても品質劣化が極めて小さいといえます．

厚生労働省「乳及び乳製品の成分規格等に関する省令」や消費者庁「加工食品品質表示基準」の規定により，「アイスクリーム類にあっては，期限及びその保存方法を省略することができる」と定められているため，アイスクリーム類には賞味期限が記載されていません．

3) バター

(1) 製造原理

　バターの原料となるクリームは水中油滴型（O/W型）のエマルションである．クリームを激しく撹拌してクリーム中の脂肪球の皮膜を破壊し脂肪を凝集させてバター粒を形成させるチャーニングの操作で相転換することで，油中水滴型（W/O型）のバターとなる（図2-2）．

　バターには，食塩の添加の有無により有塩バターと食塩不使用バター（主に製菓原材料）の2種類に分けられる．また，原料クリーム乳酸発酵の有無によって発酵バターと非発酵バターに分類される．乳等省令においてバターの成分規格は，乳脂肪分80.0％以上，水分17.0％以下，大腸菌群陰性と定められている．

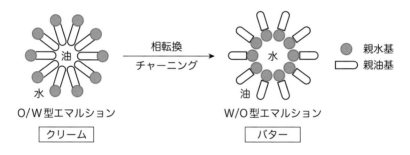

図2-2　バター加工の原理：O/W型からW/O型へ

① 原料

　クリーム（純脂肪分35〜40％）：100 g

　食塩：0.75〜1 g

　（加塩バターの場合　バター重量の1.5〜2.0％）

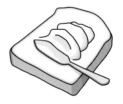

② 器具

　450 mL容マヨネーズびん（広口ガラスびん），

　温度計，ガーゼ，ゴムベラ，まな板

③ 準備

　クリームは冷蔵庫で10℃以下に充分に冷やしておく．

④ 実習のポイント

　相転換（チャーニング）について学ぶ．

(2) 実習手順

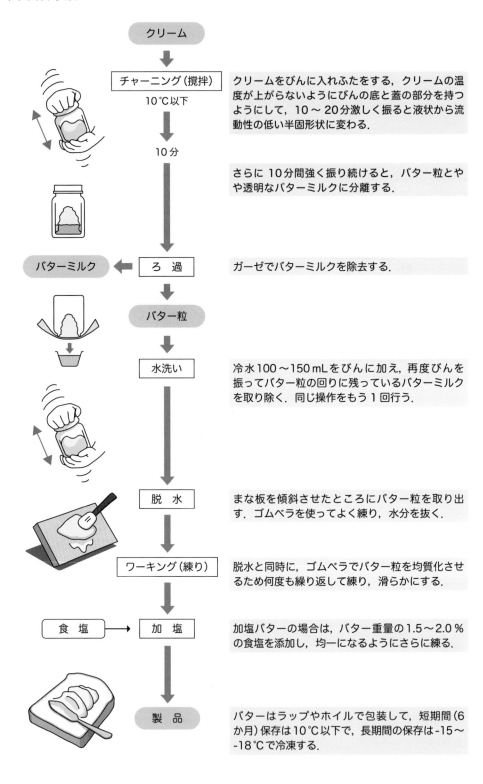

クリーム

↓

チャーニング (撹拌)
10℃以下

クリームをびんに入れふたをする。クリームの温度が上がらないようにびんの底と蓋の部分を持つようにして、10〜20分激しく振ると液状から流動性の低い半固形状に変わる。

↓
10分

さらに 10分間強く振り続けると、バター粒とやや透明なバターミルクに分離する。

↓

バターミルク ← **ろ 過**

ガーゼでバターミルクを除去する。

↓

バター粒

↓

水洗い

冷水100〜150mLをびんに加え、再度びんを振ってバター粒の回りに残っているバターミルクを取り除く。同じ操作をもう1回行う。

↓

脱 水

まな板を傾斜させたところにバター粒を取り出す。ゴムベラを使ってよく練り、水分を抜く。

↓

ワーキング (練り)

脱水と同時に、ゴムベラでバター粒を均質化させるため何度も繰り返して練り、滑らかにする。

↓

食 塩 → **加 塩**

加塩バターの場合は、バター重量の1.5〜2.0%の食塩を添加し、均一になるようにさらに練る。

↓

製 品

バターはラップやホイルで包装して、短期間 (6か月) 保存は10℃以下で、長期間の保存は-15〜-18℃で冷凍する。

(3) 品質検査

① オーバーラン

バターのオーバーランは，バターの脂肪分が 80 ％ならば 25 ％が理論値であるが，実際には 16 ％程度である．

$$オーバーラン（\%）= \frac{バターの収量 - 原料クリームの脂肪量（クリームの重量 \times 脂肪率）}{原料クリームの脂肪量（クリームの重量 \times 脂肪率）} \times 100$$

② 官能評価

試作したバターの，色，食感，香り，味について官能評価を行う．

(4) 調べよう

① 油中水滴（W/O）型エマルション食品について調べよう．

② バターとマーガリンの違いを調べよう．

■ トランス脂肪酸って何？ ■

　トランス脂肪酸には，天然の食品に含まれているものと，マーガリンやショートニングのように植物性脂肪（コーン油，大豆油など）に水素を添加して硬化油を製造する工程でできるものがあります．トランス脂肪酸の過剰摂取は，動脈硬化などによる虚血性心疾患のリスクを高めるといわれています．そこで WHO（世界保健機関）と FAO（食糧農業機関）の「食事，栄養及び慢性疾患予防に関する WHO/FAO の合同専門家会合」では，心臓血管系の健康増進のため，食事からのトランス脂肪酸の摂取を極めて低く抑えるべきであり，最大でも 1 日当たりの総エネルギー摂取量の 1 ％未満とするように勧告しています．日本において，内閣府食品安全委員会は日本人の大多数が WHO の目標を下回っているため，通常の食生活では健康への影響は小さいとの見解を示しています．しかしながら脂質に偏った食事をしている人は留意する必要があるとしています．

トランス脂肪酸が多い食品

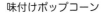

味付けポップコーン　　マーガリン　　カレーのルウ

4）フレッシュチーズ

（1）製造原理

　チーズは，牛乳のたんぱく質に乳酸菌や酵素などを作用させ，固形状または半固形状にしたものである．チーズは，ナチュラルチーズとプロセスチーズに分けられる．ナチュラルチーズは，原料の乳を乳酸菌，凝乳酵素レンネット（主としてキモシン），酸などで凝固させ，ホエイ（乳清）の一部を除去したもの，またはこれを微生物によって熟成させるなどしたものである．プロセスチーズは，ナチュラルチーズを粉砕し，乳化剤を加えて加熱融解し，調味料や香料などを加えて殺菌し，成形したものである．

① 原料

　　A　凝集酵素のチーズ

　　　　低温殺菌牛乳：1 L

　　　　凝集酵素：0.2 g

　　　　スターター（乳酸菌）：30 g

　　　　食塩：2 g

　　B　食酢のチーズ

　　　　牛乳または脱脂乳：1 L

　　　　食酢：100 mL（レモン汁の場合：50 mL）

　　　　食塩：2 g

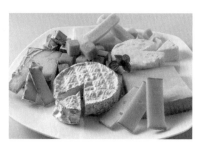

いろいろなチーズ

② 器具

　　計量カップ，温度計，しゃもじ，大なべ，片手なべ，ボウル（大・小），ゴムベラ，ざる，さらし布，計量スプーン

③ 準備

　　凝集酵素のチーズ：スターター（乳酸菌）は市販のヨーグルトを使用する．

　　恒温器を30℃に温めておく．

④ 実習のポイント

　　食酢のチーズ：食酢は牛乳をかき混ぜながら，少しずつ加えること．

　　牛乳の代わりに脱脂乳を使用するときは，屈折糖度計で乳固形分（%）を測定し，約13%濃度になるように調整する．

(2) 実習手順

A：凝集酵素のチーズ

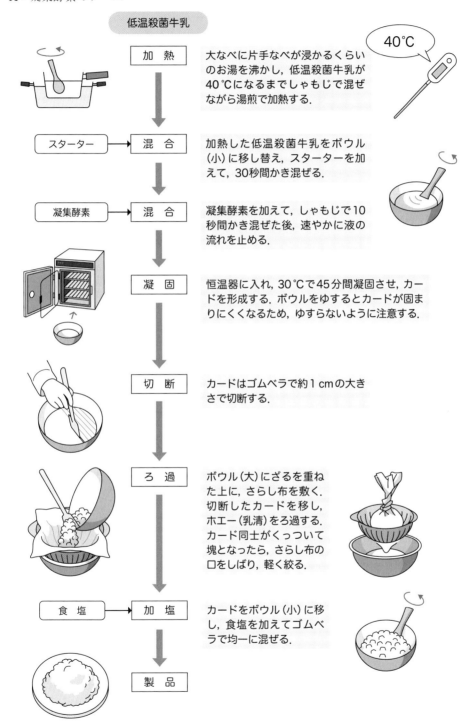

低温殺菌牛乳

加　熱 — 大なべに片手なべが浸かるくらいのお湯を沸かし，低温殺菌牛乳が40℃になるまでしゃもじで混ぜながら湯煎で加熱する．　40℃

スターター → 混　合 — 加熱した低温殺菌牛乳をボウル（小）に移し替え，スターターを加えて，30秒間かき混ぜる．

凝集酵素 → 混　合 — 凝集酵素を加えて，しゃもじで10秒間かき混ぜた後，速やかに液の流れを止める．

凝　固 — 恒温器に入れ，30℃で45分間凝固させ，カードを形成する．ボウルをゆするとカードが固まりにくくなるため，ゆすらないように注意する．

切　断 — カードはゴムベラで約1cmの大きさで切断する．

ろ　過 — ボウル（大）にざるを重ねた上に，さらし布を敷く．切断したカードを移し，ホエー（乳清）をろ過する．カード同士がくっついて塊となったら，さらし布の口をしばり，軽く絞る．

食塩 → 加　塩 — カードをボウル（小）に移し，食塩を加えてゴムベラで均一に混ぜる．

製　品

B：食酢のチーズ

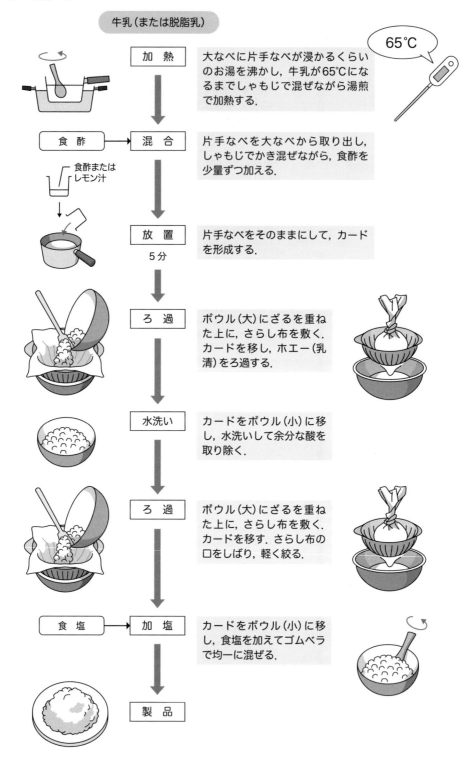

牛乳（または脱脂乳）

| 加　熱 | 大なべに片手なべが浸かるくらいのお湯を沸かし、牛乳が65℃になるまでしゃもじで混ぜながら湯煎で加熱する。 |

65℃

| 食　酢 → 混　合 | 片手なべを大なべから取り出し、しゃもじでかき混ぜながら、食酢を少量ずつ加える。 |

食酢または
レモン汁

| 放　置　5分 | 片手なべをそのままにして、カードを形成する。 |

| ろ　過 | ボウル（大）にざるを重ねた上に、さらし布を敷く。カードを移し、ホエー（乳清）をろ過する。 |

| 水洗い | カードをボウル（小）に移し、水洗いして余分な酸を取り除く。 |

| ろ　過 | ボウル（大）にざるを重ねた上に、さらし布を敷く。カードを移す。さらし布の口をしばり、軽く絞る。 |

| 食　塩 → 加　塩 | カードをボウル（小）に移し、食塩を加えてゴムベラで均一に混ぜる。 |

| 製　品 |

(3) 品質検査

試作したチーズの色, 食感, 香り, 味について官能評価を行う.

(4) 調べよう

① 凝集酵素レンネットとレンネットで乳が凝固する仕組みについて調べよう.

② チーズの種類について調べよう.

(5) 牛乳の種類

乳等省令では飲用乳のうち, 牛乳と名がつくのは牛乳, 特別牛乳, 成分調整牛乳, 低脂肪牛乳, 無脂肪牛乳の 5 種類であり, その他に加工乳と乳飲料がある.

牛乳は生乳をそのまま, あるいは脂肪球を細かく均質化 (ホモジナイズ処理) してから, 加熱殺菌, 容器に充填したものであり, 他の乳製品や添加物などを加えて成分調整はしていない. ノンホモ牛乳とはホモジナイズ処理していない牛乳のことである. 市販の牛乳のほとんどは, 牛乳の消化吸収の向上, クリームライン防止, 品質保持の目的でホモジナイズ処理されている.

牛乳は腐敗しやすいため, 加熱殺菌が必要である. 乳等省令では, 「保持式により 63℃, 30 分間加熱殺菌するか, またはこれと同等以上の殺菌効果を有する方法で加熱殺菌すること」と定められている. 殺菌方式には, 低温長時間殺菌法 (低温殺菌法, LTLT 法, 63 ～ 65℃で 30 分間), 高温短時間殺菌法 (HTST 法, 72℃以上で 15 秒以上), 超高温殺菌法 (UHT 法, 120 ～ 150℃で 2 ～ 4 秒) がある. チーズの製造に用いるレンネットは, キモシンというたんぱく質分解酵素を主成分としている. レンネットが, 牛乳たんぱく質の一種である κ-カゼインに作用するとミセル構造が壊れ, κ-カゼイン同士がカルシウムを介して結合することで凝固する. 牛乳を高温で殺菌すると, 牛乳中のたんぱく質にあるリン酸が牛乳中のカルシウムと結合することから, 牛乳たんぱく質を凝固させるためのカルシウムが不足する. そのため, レンネットを使用したチーズの製造では, 高温で殺菌した牛乳を原料にすると凝固が不十分になる.

第2章

2. 卵製品

1）マヨネーズ

（1）製造原理

　マヨネーズは，サラダ油と食酢，卵黄を原料とし，卵黄中のレシチンの乳化作用を利用して，水中油滴型（O/W型）に乳化させる半固形状のドレッシングである．日本農林規格（JAS規格）では，水分30％以下，油脂含有量65％以上の成分規格がある．また，卵黄や卵白以外の乳化安定剤や着色料の使用が禁止されている．

① 　原料

　卵黄：1個分（約18 g）

　サラダ油：160 g

　食酢：20 g

　砂糖：3 g

　食塩：2 g

　胡椒：0.02 g

　練りからし：1.5 g

　冷ました沸騰水：6 g

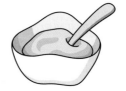

② 　器具

　ボウル（大），泡立て器，100，200 mL ポリ容器

③ 　準備

　器具はすべて熱湯消毒し，よく乾いたものを使用する．

④ 　実習のポイント

　卵黄レシチンの乳化作用について学ぶ．

(2) 実習手順

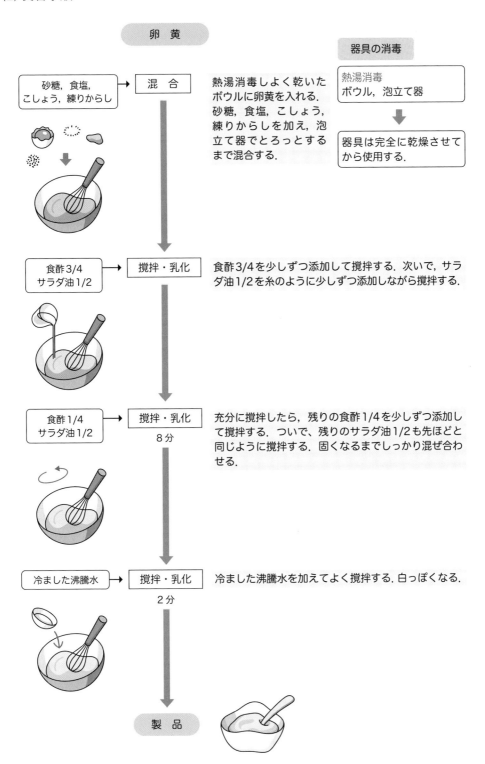

卵　黄

器具の消毒

砂糖, 食塩, こしょう, 練りからし → 混　合

熱湯消毒しよく乾いたボウルに卵黄を入れる. 砂糖, 食塩, こしょう, 練りからしを加え, 泡立て器でとろっとするまで混合する.

熱湯消毒
ボウル, 泡立て器

器具は完全に乾燥させてから使用する.

食酢3/4 サラダ油1/2 → 撹拌・乳化

食酢3/4を少しずつ添加して撹拌する. 次いで, サラダ油1/2を糸のように少しずつ添加しながら撹拌する.

食酢1/4 サラダ油1/2 → 撹拌・乳化
8分

充分に撹拌したら, 残りの食酢1/4を少しずつ添加して撹拌する. ついで, 残りのサラダ油1/2も先ほどと同じように撹拌する. 固くなるまでしっかり混ぜ合わせる.

冷ました沸騰水 → 撹拌・乳化
2分

冷ました沸騰水を加えてよく撹拌する. 白っぽくなる.

製　品

(3) 品質検査

① 官能評価

試作したマヨネーズの，色，食感，香り，味について官能評価を行う．

② 乳化状態

試作したマヨネーズの少量をスライドガラスの上にのせ，顕微鏡で乳化状態を観察する．

(4) 調べよう

① 製造工程に加熱殺菌工程がないが，保存性が高い理由について調べよう．
② マヨネーズが分離する原因について調べよう．
③ 水中油滴型（O/W 型）エマルション食品について調べよう．

━━ マヨネーズはカロテノイド類の吸収を促進する働きがある！ ━━

　　マヨネーズは美味しいけれど，カロリーが高い，コレステロールが上がるというマイナスのイメージがある食べ物ですが，体に良いという研究報告もあります．

　　健康な成人を対象に行われたヒト試験において，卵黄型マヨネーズと野菜を同時に摂取することで，野菜のみで摂取したときよりも，野菜に含まれる β- カロテンやルテインなどの栄養素の吸収が高まると報告されています．

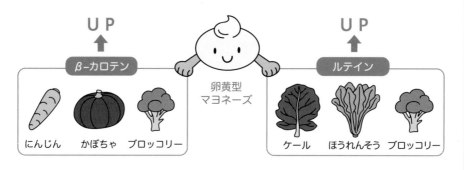

参考：Takeda ら，*J. Nutr. Sci. Vitaminol*, 57（3），209-215（2011）

3. 肉製品

1）ポークソーセージ

（1）製造原理

ソーセージは，塩漬した牛，豚，その他の畜肉，魚肉のひき肉に，調味料やハーブなどの香辛料を加えてよく練り合わせたものを，ケーシングに充填した後，燻煙，加熱したものをいう．ソーセージのケーシングには，牛，豚，羊の腸，人工ケーシングが使われる．比較的水分含量が多く，保存性よりも風味を重視したドメスティックソーセージと，比較的水分含量が低く保存性を重視して作られるドライソーセージに分類される．

① 原料

豚肩肉のひき肉（赤身7：脂身3）：800 g

氷水：200 mL　　　　香辛料：5 g（表 2-3）

食塩：14 g　　　　　ケーシング（羊腸）：1 束（5 〜 6 m）

砂糖：2 g　　　　　※発色剤（亜硝酸 Na）：0.2 g / kg（ひき肉と氷水を合わせた重量）

表 2-3　香辛料の配合割合（原料肉 800 g に対して）

A：ドイツ風ソーセージ		B：スパニッシュソーセージ	
ホワイトペッパー	1 g	ホワイトペッパー	2 g
ナツメグ	0.5 g	パプリカ	1 g
カルダモン	0.5 g	オールスパイス	0.5 g
コリアンダー	1 g	ガーリック	1 g
ブラックペッパー（あらびき）	2 g	カイエンヌペッパー	0.5 g

② 器具

ボウル（大・小），ゴムベラ，計量カップ，ソーセージ用口金，絞り袋，タコ糸，大なべ，温度計，燻煙器

③ 準備

発色剤を添加する場合は食塩と合わせておく．ソーセージを充填している間に，燻煙器に燻煙材（スモークウッド：サクラ，ヒッコリーなど）を入れ，火をつけて燃やし，燻煙器の中に煙を充満させておく．

④ 実習のポイント

製造時に肉温が高くなると結着力が低下するため，氷を利用して低温に保つようにする．食肉の発色機構，燻煙の方法と効果について学ぶ．

第2章

(2) 実習手順

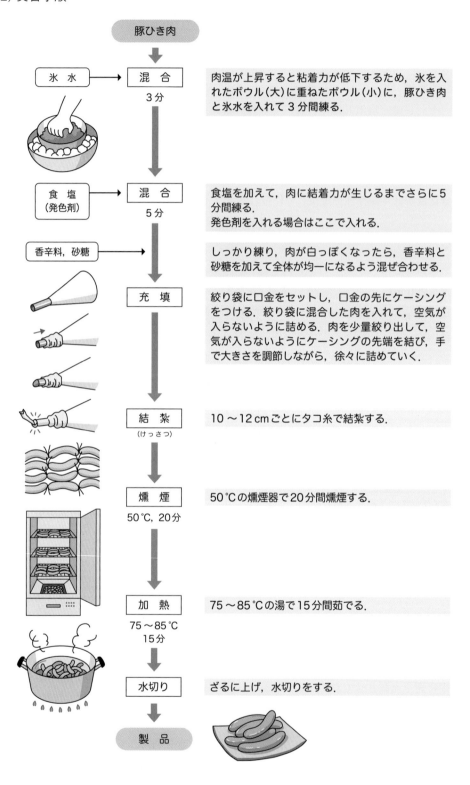

豚ひき肉

| 氷水 → | 混合 3分 | 肉温が上昇すると粘着力が低下するため，氷を入れたボウル（大）に重ねたボウル（小）に，豚ひき肉と氷水を入れて3分間練る． |

| 食塩 （発色剤） → | 混合 5分 | 食塩を加えて，肉に結着力が生じるまでさらに5分間練る． 発色剤を入れる場合はここで入れる． |

| 香辛料，砂糖 → | | しっかり練り，肉が白っぽくなったら，香辛料と砂糖を加えて全体が均一になるよう混ぜ合わせる． |

充填

絞り袋に口金をセットし，口金の先にケーシングをつける．絞り袋に混合した肉を入れて，空気が入らないように詰める．肉を少量絞り出して，空気が入らないようにケーシングの先端を結び，手で大きさを調節しながら，徐々に詰めていく．

結紮 （けっさつ）

10～12cmごとにタコ糸で結紮する．

燻煙 50℃，20分

50℃の燻煙器で20分間燻煙する．

加熱 75～85℃ 15分

75～85℃の湯で15分間茹でる．

水切り

ざるに上げ，水切りをする．

製品

（3）品質検査

①　発色剤の有無による色調の変化

発色剤の有無による加熱前，加熱後の色の変化について，色素たんぱく質名を書き，色調を観察する．

発色剤	加熱前	加熱後
添加	色素たんぱく質 （　　　　　　　　　） 色調 （　　　　　　　　　）	色素たんぱく質 （　　　　　　　　　） 色調 （　　　　　　　　　）
無添加	色素たんぱく質 （　　　　　　　　　） 色調 （　　　　　　　　　）	色素たんぱく質 （　　　　　　　　　） 色調 （　　　　　　　　　）

②　官能評価

燻煙の有無による風味の違い：燻煙をしたソーセージと燻煙をしていないソーセージの風味について官能評価を行う．

香辛料の種類による違い：ドイツ風ソーセージとスパニッシュソーセージの外観，香り，食感，味について官能評価を行う．

（4）調べよう

ウインナーソーセージに付いている JAS マークには，「特級」，「上級」，「標準」と「特定 JAS」の 4 種類がある．それぞれの品質基準を調べよう．

第2章

2) ベーコン

(1) 製造原理

　ベーコンは, 豚肉を整形し, 塩漬, 燻煙したものである. 日本農林規格（JAS 規格）では, ばら肉を使用した場合はベーコン（ベリーベーコン）, 肩肉ではショルダーベーコン, ロース肉ではロースベーコンと, 使用する豚肉の部位によって分類されている. ハムの製造方法と類似しているが, ハムには塩漬後, ケーシングに充填し, 燻煙, 加熱する工程がある. 塩漬はソーセージ, ベーコン, ハムの製造において最も重要な工程であり, 保存性, 保水性, 結着性が向上する働きがある.

① 　原料

　　豚ばら肉（ブロック）：1 kg

　　食塩：50 g

　　硝石（硝酸カリウム）：5.5 g

　　砂糖：15 g

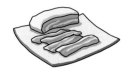

② 　器具

　　バット, 包丁, 食品用ラップフィルム, 燻煙器, 燻煙材（スモークウッド：サクラ, ヒッコリーなど）

③ 　実習のポイント

　　塩漬の際に, ソーセージの製造に使用したホワイトペッパーやローリエなどの香辛料を加えると風味が増す.

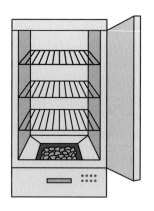

（2）実習手順

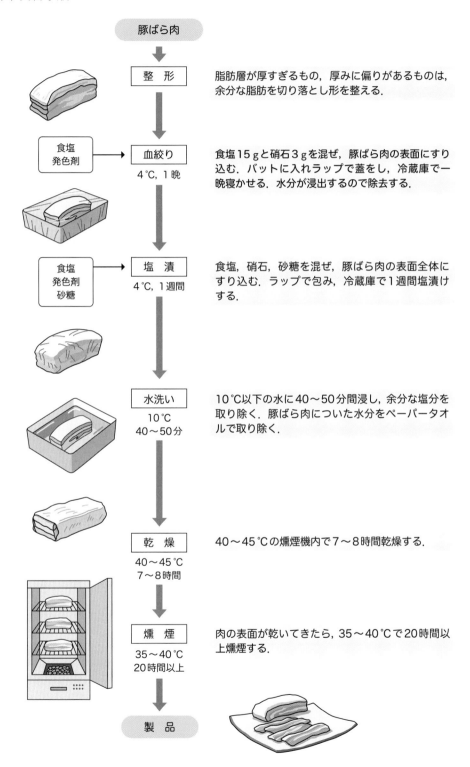

第2章

(3) 品質検査

① 官能評価

　試作したベーコンの外観，香り，食感，味について官能評価を行う．

(4) 調べよう

　生ベーコンや生ハムは，どうして生で食べることができるのか調べよう．

━━ コラーゲンペプチドはどうやってつくられているの？ ━━

　コラーゲンペプチドは，より効率よくコラーゲンが摂取できるように，コラーゲンを低分子化し，体内に吸収しやすいように加工した高純度たんぱく質です．一般的なコラーゲンを含む健康食品の多くがこのコラーゲンペプチドを使用しており，食品や医薬品など幅広く活用されています．分子量の大きい順にコラーゲン，ゼラチン，コラーゲンペプチドとなります．牛，豚，魚などの家畜からつくられており，ゼラチンとほぼ同じアミノ酸組成を持っています．

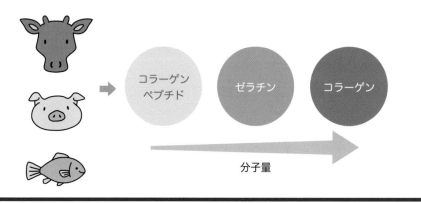

(5) 肉の燻製品

①　塩漬

　塩漬の目的は，保存性の向上（腐敗防止），肉色の発色，肉質の向上（保水性，結着性），風味の向上である．原料肉を食塩，重合リン酸塩（結着剤），発色剤（亜硝酸塩，硝石），調味料および香辛料などを混合した塩漬剤に漬ける工程である．塩漬方法には，塩漬剤を原料肉に直接すり込む乾塩法，塩漬剤を水に溶解したピックルに原料肉を浸漬する湿塩法，ピックルを原料肉に強制的に注入する注入法がある．

　発色剤としては，亜硝酸ナトリウムや硝酸カリウムが使用されている．硝酸塩が還元されて生じた一酸化窒素と肉のたんぱく質であるミオグロビンが結合し，ニトロソミオグロビンとなって赤色を呈する．これを加熱してニトロソミオクロモーゲンに変化させることで，安定な赤色になる．発色助剤としてアスコルビン酸などが添加されている（図 2-3）．近年では，亜硝酸塩関連物質が発がん性物質のニトロソアミン類を生じることが問題となっている．そのため濃度が低く規制され，食品衛生法では，残留亜硝酸塩は 70 mg / kg 以下と定められている．

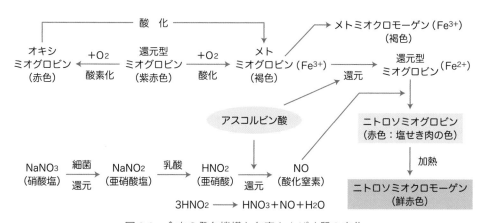

図 2-3　食肉の発色機構と色素たんぱく質の変化

出典：五十嵐 脩，「食品学各論」同文書院，1995 年，p.75

② 燻煙

　食品の燻煙法としては，表 2-4 のような方法が利用されている．燻煙材としては，主に樹脂が少ない広葉樹の堅木（サクラ，カシ，ブナ，カエデ，ヒッコリーなど）が用いられ，おがくずや木粉を角材状に固めたスモークウッドが利用される．針葉樹は樹脂が多く，ススや不快臭が出るため使用されない．

　燻煙成分の中には有機酸やフェノール化合物が含まれ，これらは抗菌作用を示し，保存性の向上に寄与している．燻煙成分は食品の表面でたんぱく質を変性させ皮膜を形成するため，細菌の侵入を防止し保存性を高めるとともに，ケーシングの剥離性が良くなり，食感が改善される．燻煙特有の芳香は，フェノール類化合物が肉のたんぱく質と反応することによって生じ，色調の変化は燻煙成分中のカルボニル化合物と肉のアミノ酸のアミノカルボニル反応（メイラード反応）によって起こる褐変であり，嗜好性を高める．

表 2-4　燻煙方法の種類

燻煙方法	おもな目的	処理方法	製品の塩分と水分	おもな製品と特徴
冷燻法	貯蔵	15 ～ 30 ℃，1 ～ 3 週間	8 ～ 10 %　40 %以下	骨付きハム，ベーコン，ドライソーセージ，スモークサーモン
温燻法	調味	50 ～ 80 ℃，1 ～ 12 時間	2 ～ 3 %　50 %以上	ボンレスハム，ロースハム，ソーセージ類（最も一般的な方法）
熱燻法	調味	120 ～ 140 ℃，2 ～ 4 時間	－	ひめます，スペアリブ
液燻法	調味	木酢液に浸漬して乾燥	－	日本で開発され，鯨ベーコンに利用された

出典：森 孝夫,「新 食品・栄養科学シリーズ 食品加工学 食べ物と健康③」化学同人，2005 年，p.99

③　加熱

　加熱することにより病原性細菌を死滅させて安全性を高め，変敗菌を殺菌して保存性が向上する．さらに，可食性が高まるとともに独特の弾力性が付与され，嗜好性が向上する．加熱温度が高すぎると，製品の色や肉質に悪影響を与え，脂肪の溶融や離汁が起こる．

第3章　水産物の加工実習

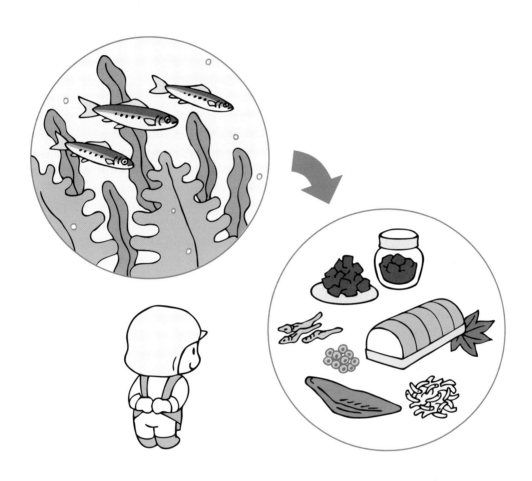

到達目標 ☑

- ☐ 水産加工品の特徴について説明することができる.
- ☐ 練り製品の製造原理を説明することができる.
- ☐ 佃煮の製造原理を説明することができる.
- ☐ 魚肉の種類と筋肉たんぱく質の組成について説明することができる.

1. 魚 肉

1）蒸しかまぼこ

（1）製造原理

　蒸しかまぼこは，すり身に食塩，砂糖，でんぷん，卵白などを加えて練りつぶし成形したものを，加熱することによってたんぱく質を凝固させ製造する．魚肉に食塩を加えて十分にすり混ぜる（擂潰）と，粘稠性に富んだ肉糊（すり身）となる．これは食塩を加えることにより魚肉たんぱく質の主成分である筋原線維たんぱく質のアクチンとミオシンが溶出し，擂潰により重合してアクトミオシンとなるためである．これを加熱することで弾力のあるゲルとなる．このゲルの弾力は「足」とよばれ，物理的食感に大きく関わっている．

① 　原料

　白身魚すり身：400 g

　食塩：9.6 g（すり身に対して 2.4 %）

　砂糖：20 g（5 %）

　みりん：12 g（3 %）

　片栗粉：12 g（3 %）

　卵白：30 g（7.5 %）

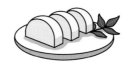

② 　器具

　ボウル（大），すり鉢，すりこぎ棒，さらし（2 枚），まきす，蒸し器

③ 　準備

　工程の擂潰〜本擂までに使用する氷および冷却する際に使用する氷を準備する．

　片栗粉を 10 mL 程度の水で溶解させておく．

④ 　実習のポイント

　塩擂終了時に粘稠性の高い肉糊ができているかを確認する．この時点で粘稠性が低いと足の弱いかまぼことなる．

(2) 実習手順

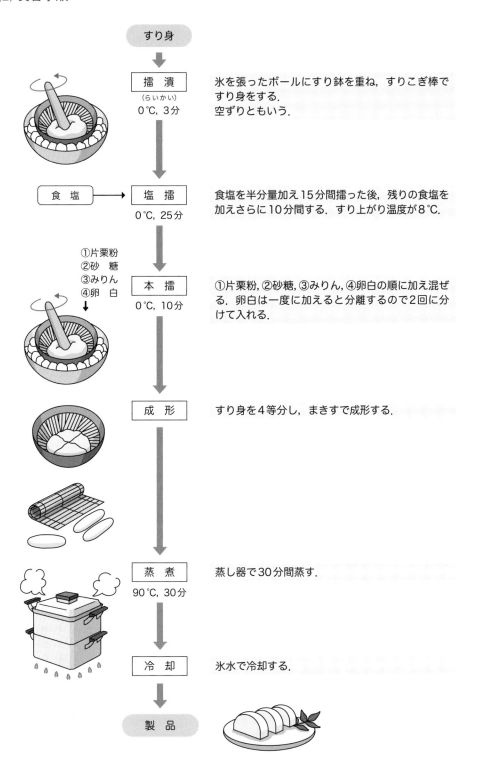

すり身

↓

擂　潰
(らいかい)
0℃, 3分

氷を張ったボールにすり鉢を重ね, すりこぎ棒で
すり身をする.
空ずりともいう.

↓

食　塩 → **塩　擂**
0℃, 25分

食塩を半分量加え15分間擂った後, 残りの食塩を
加えさらに10分間する. すり上がり温度が8℃.

①片栗粉
②砂　糖
③みりん
④卵　白
↓

本　擂
0℃, 10分

①片栗粉, ②砂糖, ③みりん, ④卵白の順に加え混ぜ
る. 卵白は一度に加えると分離するので2回に分
けて入れる.

↓

成　形

すり身を4等分し, まきすで成形する.

↓

蒸　煮
90℃, 30分

蒸し器で30分間蒸す.

↓

冷　却

氷水で冷却する.

↓

製　品

第3章

(3) 検　査

① 折り曲げ試験（足の強さの確認）

　厚さ5mmの試料片を2つ折りにして，折り曲げ面の状態を観察し，評価する.

② 官能評価

　色，香り，味，弾力（足）について評価する.

(4) 調べよう

　① かまぼこに関する次の用語の意味を調べよう.

　「足」，「戻り」，「坐り」

　② 足の強いかまぼこをつくるには，どのような点に注意すればよいか調べよう.

(5) 参　考

① かまぼこの製造に適した魚

　練り製品の弾力は魚肉たんぱく質の主成分である筋原線維たんぱく質によりつくられる.
したがって，筋原線維たんぱく質の割合が多い白身魚の方が歯切れのよいかまぼこになる
（表3-1）.

表3-1　魚肉の種類と筋形質たんぱく質の組成

		白身の魚（底棲性）	赤身の魚（沿岸性）	赤身の魚（外洋性）
魚の断面の模式図		血合肉—普通肉 腹腔	血合肉—普通肉 腹腔	血合肉—普通肉 腹腔
魚　種		タイ, カレイなど	イワシ, アジなど	カツオ, マグロなど
ミオグロビン量		少ない		多い
筋肉の種類	血合肉	少ない		多い
	普通肉	多い		少ない
普通肉中の筋肉たんぱく質	筋形質たんぱく質（20〜50%）	少ない		多い
	筋原線維たんぱく質（50〜70%）	多い		少ない
	結合組織たんぱく質（10%以下）	多い		少ない

出典：畑江 敬子 他「調理学」，東京化学同人，2016年，p.141

② ゲル形成の模式図

　魚肉に食塩を加えて混捏すると，筋原線維よりアクチンとミオシンが溶出し，アクトミオシンを形成する（図 3-1）.

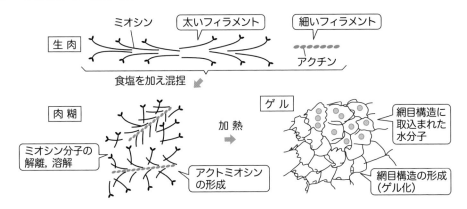

図 3-1　ゲル形成の模式図

出典：畑江 敬子 他「調理学」東京化学同人，2016 年，p.137

③ 筋原線維の微細構造

　骨格筋の筋原線維は，光学顕微鏡で明るく見える領域（I 帯）と暗く見える領域（A 帯）とが Z 線から次の Z 線までの繰り返しによって構成されている．A 帯は主に太い（ミオシン）フィラメント，I 帯は細い（アクチン）フィラメントからなる（図 3-2）.

　また筋線維は白色筋線維（普通肉）と赤色筋線維（血合肉）に分けられる．白色筋の筋細胞は筋原線維に富み，ミトコンドリアが少ない．赤色筋は筋漿の割合が多く，ミオグロビン含量が高い．一般に赤色筋は濃厚で，白色筋は淡白である.

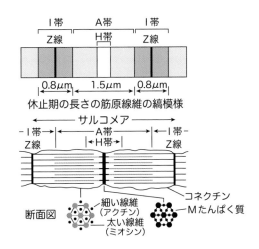

図 3-2　筋原線維の微細構造

出典：太田 英明 他「食べ物と健康 食品の科学・増補」，南江堂，2016 年，p.244

④　水産練り製品の種類，分類

　農林水産省の水産加工統計調査では，かまぼこ類，魚肉ハム・ソーセージ類の2つに分類されている（表3-2）．

表3-2　水産練り製品の種類，分類

種類	分類	定義または内容例
かまぼこ類 　魚肉を主原料とするすり身に，調味料を加えて練り合わせた後，加熱凝固させたもので，魚肉ハム・ソーセージ以外のもの	やきちくわ	冷凍やきちくわ，豊橋ちくわ
	包装かまぼこ	ケーシング詰，リテーナ（金型）形成の特殊包装かまぼこ
	かまぼこ	板かまぼこ，笹かまぼこ，蒸しちくわなど
	あげかまぼこ	さつま揚げ，てんぷらなど
	ゆでかまぼこ	なると巻き，はんぺん，つみれなど
	風味かまぼこ	かに風味かまぼこなど
	その他のかまぼこ類	くん製かまぼこ，乾燥かまぼこなど
魚肉ハム・ソーセージ類	魚肉ハム	魚肉片につなぎなどを加えて混ぜ合わせ，ケーシングに充填し，密封加熱したもの
	魚肉ソーセージ	魚のひき肉，すり身などに油脂，香辛料などの調味料を加え，ケーシングに充填し，密封加熱したもの

魚類の持つ機能性

　魚類には，n-3系の多価不飽和脂肪酸であるドコサヘキサエン酸（DHA）やエイコサペンタエン酸（EPA）などの脂質が豊富に含まれます．DHAやEPAには，血中の脂質濃度低下作用や抗アレルギー効果，抗肥満効果などの機能性が報告されています．また，機能性は脂質成分だけでなくたんぱく質にも見出されています．DHAやEPAにはみられなかったコレステロールの低下作用や，いわしのすり身から精製されたペプチドによる血圧降下作用があります．このイワシペプチド（サーディンペプチド）は，生体内で最も強力な昇圧物質であるアンジオテンシンⅡをつくるアンジオテンシンⅠ変換酵素（ACE）を阻害することで，血圧上昇を抑制します．サーディンペプチドを利用した商品は特定保健用食品としても販売されています．

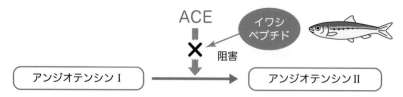

参考：松井ら，日本栄養・食糧学会誌，53,2,77-85（2000）
　　　佐伯宏樹，海洋生物の秘めたる可能性—機能性食品・医療品原料としての活用—

2. 海　藻

1）佃煮（こんぶ）

（1）製造原理

　佃煮は，魚介類および藻類をしょうゆ，砂糖，みりんなど調味液で煮熟して水分活性を低下させ，保存性を高めた調味加工食品である．藻類のうち，緑藻類のひとえぐさ，褐藻類のこんぶ，わかめ，紅藻類のすさびのり，いわのり，藍藻類のすいぜんじのりなどが佃煮の原料となる．海藻以外にもいかなごなどの魚類やあさりなどの貝類を用いることもある．

① 　原料

　こんぶ（素干し品，塩分 7 ％含有）：100 g

　水：500 mL（こんぶが浸る程度の量，こんぶ重量の 5 〜 6 倍）

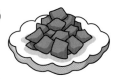

調味液：食酢：30 g	しょうゆ：50 g
砂糖：25 g	みりん：15 g
水あめ：30 g	かつお節，山椒など適宜

② 　器具

　大なべ，はさみ，しゃもじ，バット

③ 　実習のポイント

　弱火で煮詰めるとよいが煮詰めすぎると硬くなるので注意する．

　原料のこんぶは，だしをとった後のものでもよい．

最後に水あめを加えると照りが出ます．

第3章

(2) 実習手順

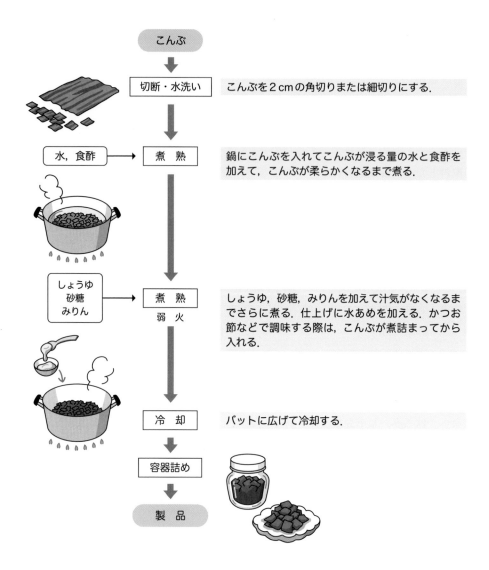

こんぶ

切断・水洗い　こんぶを2cmの角切りまたは細切りにする.

水, 食酢　→　煮　熟　鍋にこんぶを入れてこんぶが浸る量の水と食酢を加えて, こんぶが柔らかくなるまで煮る.

しょうゆ
砂糖
みりん　→　煮　熟
　　　　　　　弱　火　しょうゆ, 砂糖, みりんを加えて汁気がなくなるまでさらに煮る. 仕上げに水あめを加える. かつお節などで調味する際は, こんぶが煮詰まってから入れる.

冷　却　バットに広げて冷却する.

容器詰め

製　品

(3) 検　査

塩分含量を測定する（第5章 p.138 参照）.

(4) 調べよう

① 佃煮の保存性が高い理由を調べよう.

② 煮熟には「煎りつけ煮」,「浮かし煮」,「浸漬煮」,「甘露煮」と呼ばれる方法がある.
各方法について調べよう.

(5) その他の水産加工品

水産加工品には，蒸しかまぼこ，はんぺん，ちくわなどの練り製品や佃煮などの調味加工品の他にも，塩蔵品や乾製品といった保存性を高めたものや，原料の特性を活かした加工品がつくられている.

表 3-3　その他の水産加工品

	製造原理	製品	製品例
塩蔵品	魚介類の内臓などに食塩を加えて，腐敗を防ぎながら自己消化（主にたんぱく質分解酵素プロテアーゼの作用）と同時に，微生物の作用によって発酵・熟成させた食品	塩辛	いか，たこの塩辛 かつおの内臓＜胃，腸＞（酒盗） うに＜卵巣＞ あゆ（うるか） なまこ＜腸＞（このわた） さけ＜腎臓＞（めふん）
		魚卵塩蔵品	さけ，ますの卵巣（すじこ） さけ，ますの卵粒（いくら） にしんの卵（かずのこ） すけとうだらの卵（たらこ） ぼらの卵（からすみ） ちょうざめの卵（キャビア）
	魚介類あるいはその煮汁に食塩を加えて半年から2年ほど熟成させて製造する発酵調味料．たんぱく質分解酵素や微生物によってたんぱく質がアミノ酸に分解される.	魚醤	ベトナム（ニョクマム） タイ（ナンプラー） 石川県（いしる，いしり） 秋田県（しょっつる）
乾製品	魚介類を乾燥させて水分を除去し水分活性を低下させることで，細菌などが繁殖できない状態にして保存性を高めた食品．処理方法により，素干し品，塩干し品，煮干し品，節類などに分類される	干物	素干し品：スルメ，フカひれなど 塩干し品：塩干しアジ，くさやなど 煮干し品：いりこ，シラス干しなど 節類：削り節，なまり節など

2）ところてん

（1）製造原理

　てんぐさは，テングサ科の海藻の総称で，そのうちの数種類がところてんや寒天の原料となる．ところてんは，てんぐさやおごのりなどの紅藻類を熱湯で煮て寒天質を抽出し，ゲル化したものである．一般的に，「天突き」とよばれる専用の器具を用いて押し出しながら細い糸状（麺状）に切った形態で食べられる．ところてんには磯の香りや色素が残っているが，ところてんを凍結，融解，脱水，乾燥する工程を繰り返すと不純物が取り除かれて無色透明の寒天が得られる．寒天質はアガロース（約70 %）とアガロペクチン（約 30 %）からなる難消化性多糖類である．

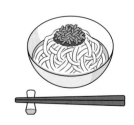

① 原料

　てんぐさ（乾燥したもの）：15 g

　水：800 mL

　食酢：15 mL

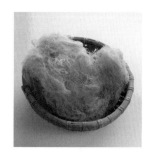

てんぐさ

② 器具

　ボウル（大），ざる，大なべ，さらし布，しゃもじ，バット，包丁，天突き

③ 準備

　てんぐさのろ過用に，さらし布を袋状に縫った袋を準備しておく．

　木製の天突きを使用する場合は，よく洗い，十分に吸水させておく．

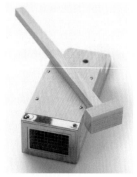

④ 実習のポイント

　ところてんの原料，成分，製造の原理を理解する．

天突き（木製）

(2) 実習手順

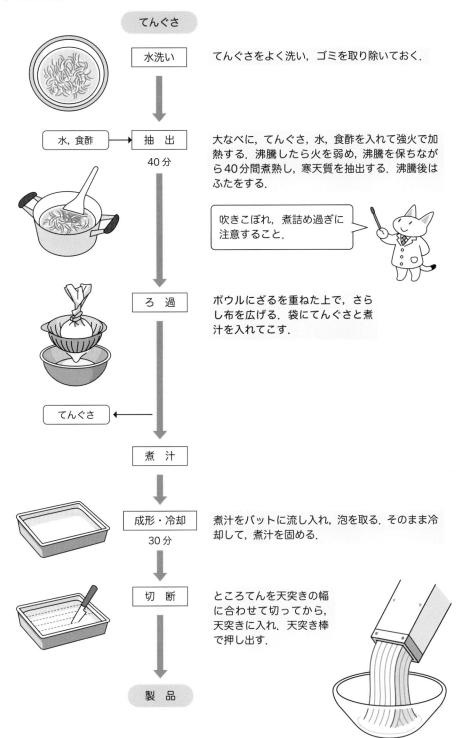

てんぐさ

水洗い　てんぐさをよく洗い，ゴミを取り除いておく．

水，食酢 → 抽　出　大なべに，てんぐさ，水，食酢を入れて強火で加
40分　　熱する．沸騰したら火を弱め，沸騰を保ちなが
　　　　ら40分間煮熟し，寒天質を抽出する．沸騰後は
　　　　ふたをする．

吹きこぼれ，煮詰め過ぎに注意すること．

ろ　過　ボウルにざるを重ねた上で，さら
　　　　し布を広げる．袋にてんぐさと煮
　　　　汁を入れてこす．

てんぐさ ←

煮　汁

成形・冷却　煮汁をバットに流し入れ，泡を取る．そのまま冷
30分　　　却して，煮汁を固める．

切　断　ところてんを天突きの幅
　　　　に合わせて切ってから，
　　　　天突きに入れ，天突き棒
　　　　で押し出す．

製　品

第3章

（3）品質検査

　試作したところてんの色，食感，香り，味について官能評価を行う．

（4）調べよう

　①　海藻の色の違いによる分類と特徴的な色素成分について調べよう．

　②　海藻に含まれる多糖類の種類と用途，構成している糖類について調べよう．

■ 海藻に含まれる多機能性 ■

　私たちがよく食べる海藻は，褐藻類，紅藻類，緑藻類に大別されますが，この中で最もよく利用されているのはわかめやこんぶの属する褐藻です．この褐藻に特徴的な成分としてカロテノイド類のフコキサンチンが見出され，たくさんの機能性があります．フコキサンチンは他のカロテノイド類と同じように抗酸化作用や抗アレルギー作用，抗がん作用が報告されていますが，栄養機能性として抗肥満効果，抗糖尿病効果などが分子機構レベルで明らかにされ特に注目されています．

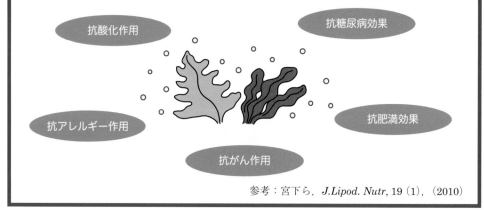

抗酸化作用　　抗糖尿病効果　　抗アレルギー作用　　抗肥満効果　　抗がん作用

参考：宮下ら，*J.Lipod. Nutr*, 19（1），（2010）

第4章 その他の食品加工実習

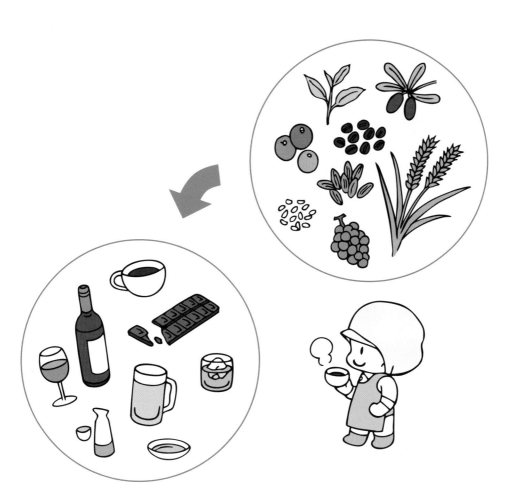

到達目標 ☑

- ☐ コーヒーの焙煎度および抽出方法に関して要点を列挙できる.
- ☐ 果実エキスの浸出の原理について説明できる.
- ☐ ドレッシングの分類について説明できる.
- ☐ 乳化について説明できる.

1. 嗜好飲料

1) コーヒー

(1) 製造原理

　コーヒーとはアカネ科コフィア属の常緑樹である. コーヒーの木は野生では 10 m 以上も伸びる大型の樹木であるため, コーヒー農園では木の剪定を行い栽培に適した木に仕立て上げている. 通常, 白い小さな花をつけ, 開花後 6 ～ 8 か月で完熟して赤い果実を採取する. コーヒー豆とは, コーヒーの木にできた果実の中の種子を指す. その種子を焙煎し, 抽出したものがコーヒーである.

① 原料

　コーヒーの粉
　熱湯

② 器具

　ドリッパー, コーヒーサーバー, ペーパーフィルター, 細口ポット, やかん（または片
　手なべ）, メスシリンダー

③ 準備

　やかん（または片手なべ）に湯を沸かしておく.

表 4-1　分量の目安

	コーヒー	熱湯の量	できあがり量
1 人前	13 g	170 mL	140 mL
3 人前	30 g	450 mL	420 mL
5 人前	50 g	800 mL	700 mL

④ 実習のポイント

　湯を注ぐ時は, ポットを回したり上下させたりせず静かに注ぎ, 微粉からは抽出しないこと.

(2) 実習手順

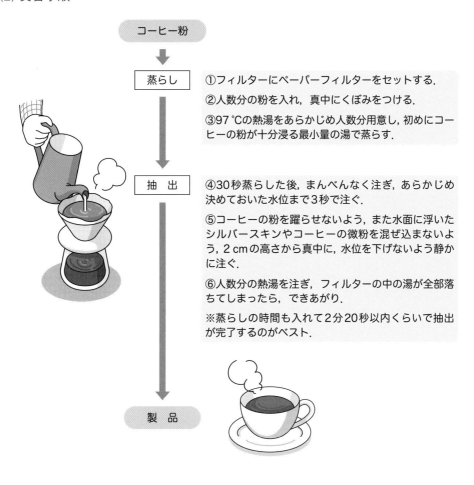

コーヒー粉

↓

蒸らし

①フィルターにペーパーフィルターをセットする.

②人数分の粉を入れ，真中にくぼみをつける.

③97 ℃の熱湯をあらかじめ人数分用意し，初めにコーヒーの粉が十分浸る最小量の湯で蒸らす.

抽　出

④30秒蒸らした後，まんべんなく注ぎ，あらかじめ決めておいた水位まで3秒で注ぐ.

⑤コーヒーの粉を躍らせないよう，また水面に浮いたシルバースキンやコーヒーの微粉を混ぜ込まないよう，2 cmの高さから真中に，水位を下げないよう静かに注ぐ.

⑥人数分の熱湯を注ぎ，フィルターの中の湯が全部落ちてしまったら，できあがり.

※蒸らしの時間も入れて2分20秒以内くらいで抽出が完了するのがベスト.

製　品

第4章

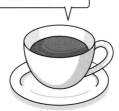

焙煎したてのコーヒーがもっとも香りがよく美味しい. 新しい豆は抽出の際に炭酸ガスが発生し膨らむ. 粉の状態で保管すると香りが早くなくなるので抽出する直前に豆を挽くとよい. 保管は密閉容器に入れ冷凍保存でできるだけ早く使用する.

(3) 検　査

① 3種類のコーヒーを飲み比べ官能評価を行う（味，苦味，酸味，香り，総合評価）

② 総合評価の結果（表 4-2）を Newell & MacFarlane の検定表（巻末資料 1）を用いる方法で評価する（序章 p.28 参照）．

表 4-2　「総合評価」検定例

試料 ＼ パネル	1	2	3	4	5	6	合計
A	3	3	2	1	3	1	13
B	2	2	1	2	1	2	10
C	1	1	3	3	2	3	13

パネル全員の評価結果を集計する．

(4) コーヒーの分類

アラビカ種とカネフォラ（ロブスタ）種に分けられる．全世界の生産量のうちアラビカ種が約 60 %，カネフォラ種が約 40%生産されている．カネフォラ種は，アラビカ種より安価なため，缶コーヒーやインスタントコーヒー，ブレンド用として用いられている．また，カフェイン含量がアラビカ種の約 2 倍である．

(5) コーヒーの精製

大きく分けて非水洗式（アンウォッシュド）と水洗式（ウォッシュド）の 2 種類がある．

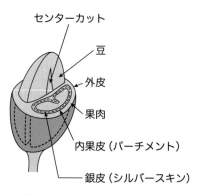

センターカット
豆
外皮
果肉
内果皮（パーチメント）
銀皮（シルバースキン）

図 4-1　コーヒー果実の構造

① 非水洗式（アンウォッシュド，ナチュラル）

　収穫した果実をすぐに乾燥場に広げ，天日乾燥させる．乾燥させた実を脱穀機にかけ殻（外皮，果肉，内果皮（パーチメント），銀皮（シルバースキン））を除去する（図 4-1）．

② 水洗式（ウォッシュド）

　収穫した果実をパルパーで処理し外皮と果肉を取り除いた後，水を替えながらミューシレージ（ぬめり物質）を水洗いする．その後，乾燥場で十分乾燥させ，パーチメントを機械にかけ除去する．日本で流通しているものはほとんど水洗式のものである．

(6) コーヒーの成分について

① カフェイン（図 4-2）

　コーヒー・茶に含まれるアルカロイドである．

　カフェインの主な機能として，覚醒作用，血管拡張作用，交感神経刺激（基礎代謝促進），胃酸分泌促進作用，利尿作用などが知られている（表 4-3）．

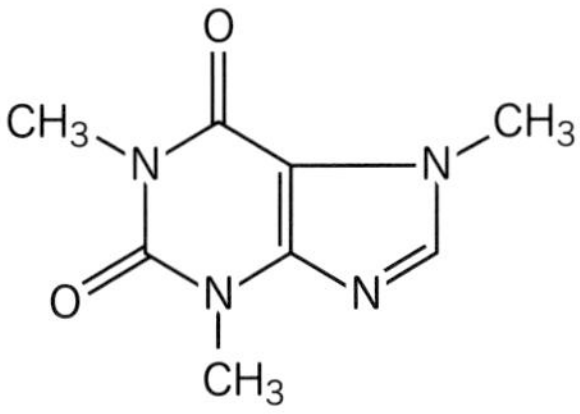

図 4-2　カフェインの構造式

表 4-3　嗜好飲料中のカフェイン含有量

食品名	カフェイン含有量	浸出方法
コーヒー	60 mg / 100 mL	コーヒー粉末 10 g / 熱湯 150 mL
インスタントコーヒー	80 mg / 100 mL	インスタントコーヒー 2 g / 熱湯 140 mL
紅茶	30 mg / 100 mL	茶 5 g / 熱湯 360 mL，1.5 ～ 4 分
煎茶	20 mg / 100 mL	茶 10 g / 90 ℃ 430 mL，1 分
玉露	160 mg / 100 mL	茶 10 g / 60 ℃ 60 mL，2.5 分

インスタントコーヒーは掲載値より計算して求めた．

参考文献：文部科学省「日本食品標準成分表 2020 年版（八訂）」より

第4章

② クロロゲン酸（タンニン）（図 4-3）

　味は渋味だが，量が少ない場合は酸味，甘味，コクを与えるといわれる．湯によく溶けるが，コーヒーを淹れる場合には抽出に時間をかけると顕著に増加する（表 4-4）.

図 4-3　クロロゲンの構造式

表 4-4　嗜好飲料中のタンニン含有量

食品名	タンニン含有量	浸出方法
コーヒー	250 mg / 100 mL	コーヒー粉末 10 g / 熱湯 150 mL
インスタントコーヒー	240 mg / 100 mL	インスタントコーヒー 2 g / 熱湯 140 mL
紅茶	100 mg / 100 mL	茶 5 g / 熱湯 360 mL，1.5 〜 4 分
煎茶	70 mg / 100 mL	茶 10 g / 90 ℃ 430 mL，1 分
玉露	230 mg / 100 mL	茶 10 g / 60 ℃ 60 mL，2.5 分

インスタントコーヒーは掲載値より計算して求めた.

参考文献：文部科学省「日本食品標準成分表 2020 年版（八訂）」より

■ コーヒーと健康 ■

　コーヒー摂取と生活習慣病の関係は多くの疫学調査がされており，2 型糖尿病，心疾患，肝臓がんの疾病リスクの低減に 1 日 3 〜 4 杯の摂取が有効であるとの報告がされています．コーヒーの機能性を持つ成分のひとつにクロロゲン酸があります．これは，血圧低下効果や体重低減や脂肪燃焼などの体脂肪に対する効果が明らかにされつつあります．クロロゲン酸は，コーヒー豆製造の際の焙煎により低下する成分であるため，焙煎度の深い豆を使用するアイスコーヒーよりは，焙煎度の浅い豆を使用するホットコーヒーの方が有効な効果が得られるかもしれません．

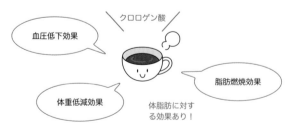

参考：花王株式会社　ヘルスケア食品研究所　クロロゲン酸類の機能性

2) 果実酒・果実浸漬酢

(1) 製造原理

　酒税法において，アルコールを 1 ％以上含むものをアルコール飲料（酒類）という．酒類は製造方法の違いにより，醸造酒，蒸留酒，混成酒の 3 つに分類される．果実酒の中でもぶどう酒（ワイン）やりんご酒（シードル）は，果実中の糖分をそのまま発酵させて製造する．梅酒やその他の果実酒は，醸造酒や蒸留酒などのアルコールに果実のまま糖類などとともに漬け込み，果実中の成分を抽出したものである．

(2) 梅　酒

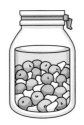

① 　原料

　青梅：300 g

　ホワイトリカー：600 mL

　氷砂糖：300 g

② 　器具

　密閉容器，はかり，ボウル，包丁またはフォーク，爪楊枝，キッチンペーパー

③ 　準備

　密閉容器は熱湯消毒し，乾燥させておく．

④ 　実習のポイント

　・材料は新鮮で傷がなく熟しすぎたものは避ける．

　・水洗いは念入りに傷つけないように行う．

　・水分は十分にふき取る．

　・容器は熱湯で消毒し，完全に乾かす．

　・保存熟成は冷暗所で行う．

第4章

(3) 実習手順

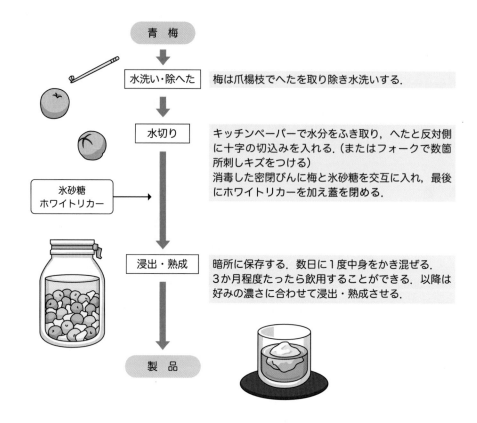

青　梅

水洗い・除へた　　梅は爪楊枝でへたを取り除き水洗いする.

水切り　　キッチンペーパーで水分をふき取り，へたと反対側に十字の切込みを入れる.（またはフォークで数箇所刺しキズをつける）
消毒した密閉びんに梅と氷砂糖を交互に入れ，最後にホワイトリカーを加え蓋を閉める.

氷砂糖
ホワイトリカー

浸出・熟成　　暗所に保存する. 数日に1度中身をかき混ぜる.
3か月程度たったら飲用することができる. 以降は好みの濃さに合わせて浸出・熟成させる.

製　品

(4) 果実浸漬酢の製造

① 原料は，果実，氷砂糖，酢の割合を1：1：1とする.

② 果実酒の製造と同様の方法で行い，ホワイトリカーの代わりに酢を入れる.

③ 浸出は，果皮が軟らかいものは約1週間，硬いものは約2週間ほどで完了する.

④ 浸出が終わったら果肉は取り出し冷蔵庫で保存する.

(5) 品質検査

果実浸漬酢の香り，味（甘味，酸味，後味）などの官能評価を行う.

(6) 調べよう

① 原料に氷砂糖，ホワイトリカーを使う理由を考えよう.

② 酒類の分類について調べてまとめよう.

(7) その他の果実酒（混成酒）レシピ

1. グレープフルーツ酒

グレープフルーツ	実：300 g，皮：10 g
ホワイトリカー	600 mL
氷砂糖	70 g

5. いちご酒

いちご	500 g
ホワイトリカー	400 mL
氷砂糖	150 g

2. りんご酒

りんご	350 g
レモン	半個
ホワイトリカー	600 mL
氷砂糖	70 g

6. びわ酒

びわ	200 g
レモン	1 個
ホワイトリカー	360 mL
氷砂糖	60 g

3. パインアップル酒

パインアップル	実：250 g，皮：170 g
ホワイトリカー	600 mL
氷砂糖	150 g

7. アメリカンチェリー酒

アメリカンチェリー	300 g
ホワイトリカー	600 mL
氷砂糖	70 g

4. キウイフルーツ酒

キウイフルーツ	300 g
ホワイトリカー	600 mL
氷砂糖	100 g

8. コーヒー酒

コーヒー豆	20 g
ホワイトリカー	800 mL
氷砂糖	40 g

第4章

酒は百薬の長 ?!

　酒は百薬の長ということわざがありますが，お酒は健康に良いのでしょうか？これまでの研究で適量の飲酒は心疾患や脳梗塞のリスク低下に効果がありますが，反対に脂質異常症や乳がんなどの疾病リスクを上げてしまうことがわかっています．また，最近ワインに含まれるポリフェノールの一種であるレスベラトロールがアンチエイジングに効果があると注目されていますが，効果があるといわれたり無いといわれたりまだまだ明らかになっていないようで今後の研究に期待されます．なにはともあれ，適量の飲酒を楽しみ，気分がよくなるのが心の健康に一番かもしれません．

2. 調味料

1）ドレッシング

（1）製造原理

　ドレッシングは日本農林規格では「食用植物油脂及び食酢若しくはかんきつ類の果汁に食塩，砂糖類，香辛料等を加えて調製し，水中油滴型に乳化した半固体状若しくは乳化液状の調味料，又は分離液状の調味料であって，主としてサラダに使用するもの」と定義されている．広義にはマヨネーズもドレッシングに含まれる．

① 材料

フレンチドレッシング	中華風ドレッシング	和風ドレッシング
エキストラバージンオリーブオイル：50 mL	ごま油：40 mL	サラダ油：30 mL
食酢：50 mL	食酢：20 mL	食酢：30 mL
食塩：3 g	しょうゆ：40 mL	しょうゆ：30 mL
粗挽き黒こしょう：0.3 g	すりごま：5 g	

② 器具

　ボウル（大），泡立て器，100 mL ポリ容器

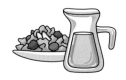

③ 準備

　使用する器具はすべて熱湯消毒しておく．

④ 実習のポイント

　器具はすべて乾燥したものを用いる．

　油を乳化させる時は，少しずつ添加する．

(2) 実習手順

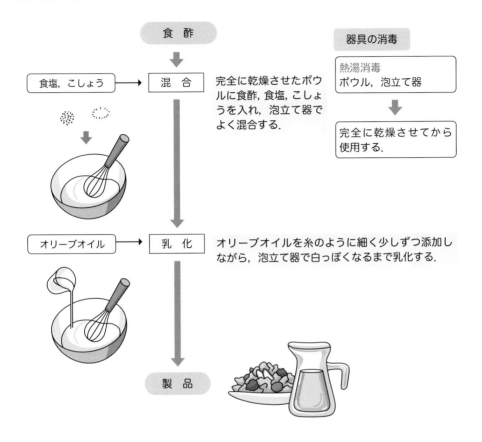

食酢

食塩, こしょう → 混合　完全に乾燥させたボウルに食酢, 食塩, こしょうを入れ, 泡立て器でよく混合する.

器具の消毒

熱湯消毒
ボウル, 泡立て器

↓

完全に乾燥させてから使用する.

オリーブオイル → 乳化　オリーブオイルを糸のように細く少しずつ添加しながら, 泡立て器で白っぽくなるまで乳化する.

製品

お酢が健康にいい理由とは

　お酢は, 古くから健康に良いとされ, 黒酢などの商品が親しまれてきました. 最近では, 飲みやすく見た目もカラフルでおしゃれな果実酢が人気を集めています. 食酢には, 黒酢や米酢, りんご酢などさまざまな種類がありますが, いずれも主成分は酢酸です. この酢酸に機能性があるとみられ, 脂肪酸の蓄積や脂肪合成の抑制, さらに抗肥満効果が研究されています. 2015 (平成 27) 年 8 月には, 酢酸を機能性関与成分として提出された機能性表示食品の販売も開始されました. お酢を摂取することで内臓脂肪の蓄積に起因するメタボリックシンドロームの予防に効果があるかもしれません.

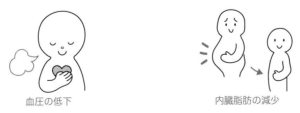

血圧の低下　　　　　　　　　　内臓脂肪の減少

参考：山下ら, 日本栄養・食糧学会誌, 67 (4), 171-176 (2014)

(3) 品質検査

　試作したドレッシングの香り，味（油っぽさ，甘味，酸味，塩辛さ，後味など）について官能評価を行う．

(4) 調べよう

　① 　ドレッシングの日本農林規格について調べよう．

　② 　乳化について調べよう．

オリーブオイルの健康機能

　オリーブオイルには，オレイン酸，ビタミンA，ビタミンE，ポリフェノールなどの有効成分が多く含まれています．中でも，オレイン酸のLDLコレステロール（悪玉コレステロール）を低下させ動脈硬化を予防する働きがあるといわれている話は有名です．最近では，フェノール成分であるヒドロキシチロソールやその前駆体のオレウロペインの機能性も研究されており，それらの持つ高い抗酸化力により美白効果や骨粗しょう症予防に効果があるのではないかと期待されています．

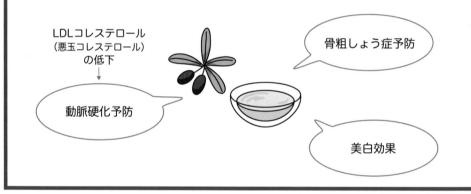

LDLコレステロール
（悪玉コレステロール）
の低下

動脈硬化予防

骨粗しょう症予防

美白効果

(5) 嗜好食品の製造方法

① 茶

　緑茶は，茶葉を収穫後，新鮮なうちに蒸熱して酸化酵素（ポリフェノールオキシダーゼ）を失活させ発酵を止める．ウーロン茶は，発酵がある程度進んだ段階で釜煎りし発酵を止めるため半発酵茶と呼ばれる．紅茶は，ウーロン茶よりも十分に発酵を行ったものである．そのため，特有の色（テアフラビン，テアルビジンなど）を生じる．

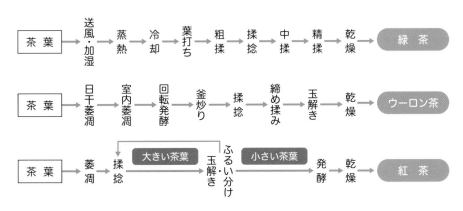

図 4-4　茶の製造方法

② ココア・チョコレート

　カカオ豆は，カカオ果実の種子である．カカオ豆を焙煎後，粉砕したものをカカオニブという．さらにカカオニブは磨砕機でペースト状に磨り潰され，磨り潰されたペースト状の液体をカカオリカーと呼ぶ．カカオリカーを冷却・固化したものがカカオマスである．カカオマスにカカオバターや砂糖，ミルクなどを混合したものがチョコレートである．

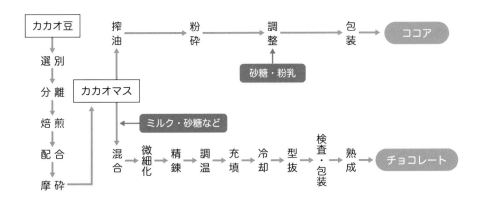

図 4-5　ココア・チョコレートの製造方法

③　ワイン

　亜硫酸塩は雑菌の繁殖抑制，酸化防止，色素の安定に効果がある．赤ワインは，ぶどうの果皮に含まれるアントシアニン系の色素やタンニンが赤みや渋みとなるが，白ワインは果皮や種を取り除いてから発酵するため着色や渋みは少ない．

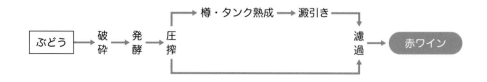

図4-6　赤ワインの製造方法

④　ビール

　大麦には，二条大麦が使われることが多い．ビールの苦味は，ホップに含まれるフムロンがイソフムロンに異性化することで作られる．

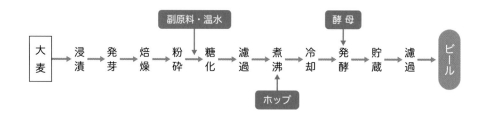

図4-7　ビールの製造方法

⑤　清酒

　玄米を精米機で歩留まり歩合50 〜 70 ％の白米とし，浸漬後蒸し米をつくる．精米歩合が50 ％以下のものを大吟醸酒，60 ％以下のものを吟醸酒という．

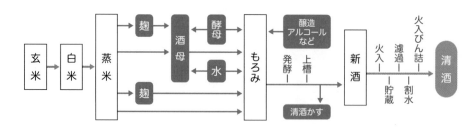

図4-8　清酒の製造方法

⑥　醤油

　製造法の違いにより，本醸造方式，混合醸造方式，混合方式に分けられる．混合醸造方式や混合方式は，アミノ酸や調味液を添加して製造するため，製造期間の短縮と原料利用効率が向上する．調味液の添加時期が，圧搾ろ過前のものは混合醸造方式，ろ過後のものは混合方式と呼ばれる．

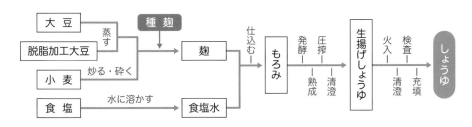

図 4-9　しょうゆの製造方法（本醸造方式）

⑦　食酢

　食酢は，アルコールを酢酸発酵させて製造する醸造酢と，合成酢酸に糖類や食塩，アミノ酸などの化学調味料を添加する合成酢に分類される．合成酢には発酵過程がない．

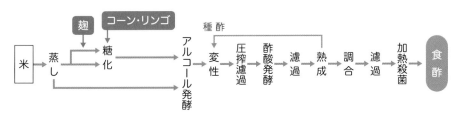

図 4-10　米酢の製造方法

⑧　みりん

　みりんは，もち米と米こうじを 15 〜 20 ％程度のアルコール存在下で熟成させる方法で作られる．アルコールを含むため，酒税法上では混成酒に分類される．

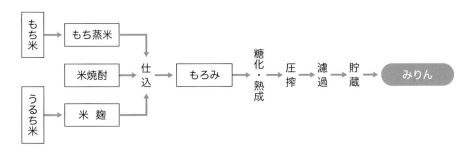

図 4-11　みりんの製造方法

第5章 加工食品の検査法（実験）

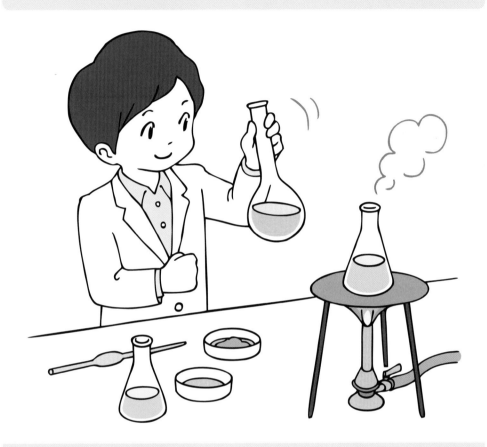

　食品の品質を決定する要因はさまざまですが「食べた時に安全であること」が大前提です．そのため，食品加工の工程，生産される加工食品に対して，徹底した品質管理を行うことが求められています．品質検査には，化学的，物理的，官能的，微生物的検査などさまざまな方法が取り入れられています．

　本章では，水分活性，食塩量，糖量，酸度の測定，缶詰ならびにパンの品質検査を行い，食品の加工や保蔵について理解します．

到達目標 ☑

- ☐　水分活性と微生物との関係について説明できる．
- ☐　食塩や糖を利用した加工食品の特徴を説明できる．
- ☐　食品加工における有機酸の役割について説明できる．
- ☐　缶詰による加工食品の保蔵について説明できる．

1. 品質検査法

1) 水分活性の測定

　食品の多くは水分が常在成分として含まれ，他の食品成分と結合している結合水と，それらの成分には結合していない自由水がある．食品中の水分量の変動のほとんどが自由水によるもので，水分活性は自由水の割合を表す指標となる．また，水分活性は食品中の自由水量を示すだけでなく，食品の保蔵に関係する微生物の繁殖や，食品に含まれる酵素作用とも密接に関わっている（表5-1）．

$$\text{水分活性の理論式}$$

$$Aw = \frac{Ps}{P_0} = \frac{Nw}{Nw + Ns}$$

Aw ：水分活性
Ps ：任意温度 t℃における食品中の水の水蒸気圧
P_0 ：t℃における純水の蒸気圧
Nw ：水のモル数
Ns ：溶質のモル数

　水分活性測定法にはさまざまな方法が用いられているが，精度が優れており公定法となっているコンウェイユニット法について述べる．

(1) コンウェイユニット法による測定

　コンウェイユニット法による水分活性の測定は，水分活性既知の各標準試薬（表5-2）の飽和溶液と，測定する食品とを密閉容器に入れ，一定温度で一定時間放置後の食品の吸湿または脱湿による重量の増減を測定することによって求められる．

① 試薬

　標準試薬：表5-2に示す水分活性既知の飽和溶液から，試料の予測される水分活性値を中心に上下間隔が同じになるように選択する※．標準試薬の飽和水溶液は25℃における溶解度を把握し調製する．

　※　例：水分活性 0.94 を中心に上下同間隔を持つ標準試薬の選定

　重クロム酸カリウム（水分活性 0.98）に対しては塩化バリウム（水分活性 0.90）とする．

　また，硫酸カリウム（水分活性 0.96）に対しては硝酸カリウム（水分活性 0.92）を選択する．

表 5-1　食品の水分活性および水分含量

食　品	水分（%）	水分活性	食　品	水分（%）	水分活性
野菜	90 以上	0.99 ～ 0.98	いか塩辛	64	0.80
果実	89 ～ 87	0.99 ～ 0.98	乾燥果実	21 ～ 15	0.82 ～ 0.72
魚介類	85 ～ 70	0.99 ～ 0.98	オレンジマーマレード	32	0.75
食肉類	70 以上	0.98 ～ 0.97	ケーキ	25	0.74
果汁	88 ～ 86	0.97	ゼリー	15	0.69 ～ 0.60
かまぼこ	73 ～ 70	0.97 ～ 0.93	煮干し	16	0.57
チーズ	40	0.96	クラッカー	5	0.53
ジャム	―	0.94 ～ 0.82	ビスケット	4	0.33
パン	35	0.93	チョコレート	1	0.32
ハム・ソーセージ	65 ～ 56	0.90	緑茶	4	0.26
塩さけ	60	0.89			

表 5-2　飽和溶液の示す水分活性（25 ℃）

試　薬	水分活性	試　薬	水分活性	試　薬	水分活性
重クロム酸カリウム（$K_2Cr_2O_7$）	0.980	硝酸ナトリウム（$NaNO_3$）	0.737	塩化マグネシウム（$MgCl_2 \cdot 6H_2O$）	0.330
硝酸カリウム（KNO_3）	0.924	塩化ストロンチウム（$SrCl_2 \cdot 6H_2O$）	0.708	酢酸カリウム（CH_3COOK）	0.224
塩化バリウム（$BaCl_2 \cdot 2H_2O$）	0.901	臭化ナトリウム（$NaBr \cdot 2H_2O$）	0.577	塩化リチウム（$LiCl \cdot H_2O$）	0.110
塩化カリウム（KCl）	0.842	硝酸マグネシウム（$Mg(NO_3)_2 \cdot 6H_2O$）	0.528	水酸化ナトリウム（$NaOH \cdot H_2O$）	0.070
臭化カリウム（KBr）	0.807	硝酸リチウム（$LiNO_3 \cdot 3H_2O$）	0.470		
塩化ナトリウム（$NaCl$）	0.752	炭酸カリウム（$K_2CO_3 \cdot 2H_2O$）	0.427		

② 器具

・コンウェイ微量拡散ユニット：壁の厚い硬質ガラス製，すり合わせの蓋を有する．内部はガラスの壁によって外室，内室に分かれている．

・アルミ秤量ケース

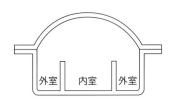

外室　内室　外室

第5章

（2）操作

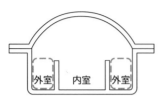

①標準試薬の飽和水溶液の準備
あらかじめ調製した標準試薬の飽和水溶液を別々のコンウェイ・シャーレ外室に3〜4 mL加える.
注）測定しようとする水分活性より高い水分活性を持つ飽和水溶液をA，測定しようとする水分活性より低い水分活性を持つ飽和水溶液をBとする.

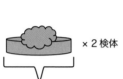

アルミ秤量ケース＋試料
W_{1_0} (g)，W_{2_0} (g)

②試料の秤量
あらかじめ細かくし混和した試料約1 gはアルミ箔を敷いたアルミ秤量ケースにはかり，アルミ秤量ケースごと重量を精秤する（2検体）.
※試料はできるだけ同量はかりとる.

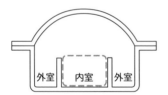

③静　置
コンウェイ・シャーレの内室にそれぞれ入れ，縁に白色ワセリンを塗り密封し，25℃で2時間放置する.
W1の試料は飽和溶液Aを入れたユニットに，W2の試料は飽和溶液Bを入れたユニットの内室に入れる.
※試料調製から密封までの操作はできるだけ迅速に行う.

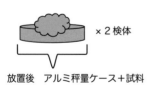

放置後　アルミ秤量ケース＋試料
W_1 (g)，W_2 (g)

④重量の測定
放置後，アルミ秤量ケースごとの重量を測定し，放置前後の重量差を求める.

（3）結果

　　試料名＿＿＿＿＿＿＿＿＿＿＿＿＿＿

　　標準試薬の選定

　　A：＿＿＿＿＿＿＿＿＿＿＿＿＿　　　　Aの水分活性値（a）：＿＿＿＿＿＿＿＿＿

　　B：＿＿＿＿＿＿＿＿＿＿＿＿＿　　　　Bの水分活性値（b）：＿＿＿＿＿＿＿＿＿

　　アルミ秤量ケース＋試料採取量：W_{1-0}＿＿＿＿＿g ，W_{2-0}＿＿＿＿＿g

　　静置後のアルミ秤量ケース＋試料採取量：W_1＿＿＿＿＿g ，W_2＿＿＿＿＿g

　　増減量の計算

　　　　$W_1 - W_{1-0} = x$（g）

　　　　$W_2 - W_{2-0} = y$（g）

　　水分活性の算出

　　　　水分活性 $= (bx - ay) / (x - y)$

（4）考えよう

　　多水分食品，中間水分食品，低水分食品とはどのような食品であるのか調べ，食品の保存との係りを考えよう．

水分活性と微生物の増殖について理解しよう！！

　　微生物は水分活性 0.61 〜 0.99 の範囲で生育できますが，多くの場合，増殖に最適な水分活性は 0.90 以上となっています．水分活性がこれより低くなると生育速度が低下し，増殖に必要な水分活性が最低値以下になると増殖が停止するため，微生物による変敗を防ぐことができるのです．

　　下記に微生物の増殖と水分活性の関係性を表した図を示します．

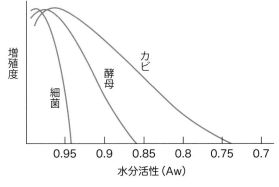

出典：栄養学・食品学・健康教育研究会 編，荒井綜一 他「新エスカ 21 食品加工学」同文書院，1987，p.49

第5章

2）食塩の定量

　食塩の測定は一般に定量分析で測定されるが，簡易的な測定法として塩分濃度計を用いた測定も活用されている．

（1）塩分濃度計による定量

　塩分濃度計はナトリウム電極によって溶液中のナトリウムイオン濃度を測定し，食塩量に換算して表示する．

① 試薬

　標準試薬：0.5 ％塩化ナトリウム溶液，5.0 ％塩化ナトリウム溶液を用いる

② 器具・機械

　塩分濃度計（図5-1）

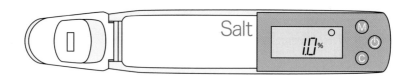

図5-1　コンパクト塩分計（HORIBA 製）

食品の栄養成分表示について知ろう！

　あらかじめ包装された消費者向けの加工食品は，食品表示法によって栄養成分の表示が義務付けられています．表示が義務付けられている栄養成分は，熱量（エネルギー），たんぱく質，脂質，炭水化物，ナトリウムの5項目です．ナトリウムと食塩相当量は同一ではありませんが，食品表示法では一般消費者に分かりやすい食塩相当量に換算して表示することとなっています．この他にも様々な項目が記載されており，食品表示は食品の情報源となっています．しっかりと確認して，食品の選択に役立てましょう！

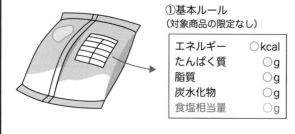

①基本ルール
（対象商品の限定なし）

エネルギー	○kcal
たんぱく質	○g
脂質	○g
炭水化物	○g
食塩相当量	○g

②任意ルール
（ナトリウム塩を添加していない食品）

エネルギー	○kcal
たんぱく質	○g
脂質	○g
炭水化物	○g
ナトリウム	○mg
（食塩相当量	○g）

③　操作

液体試料の場合　　　固体試料の場合

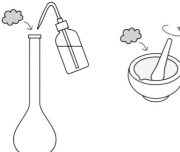

①試料調製
食品試料を一定量はかり，塩分濃度が測定範囲（0.1～10 %）になるように脱イオン水で希釈する.
希釈倍率は食品試料により異なるが，通常，液体食品は10～100倍，固体食品は10～250倍の脱イオン水を加え乳鉢を用いて試料をよくすりつぶす.

②塩分濃度計の校正
塩分濃度計の手順書に従い0.5 %塩化ナトリウム溶液，5.0 %塩化ナトリウム溶液を用いて2点校正を行う.

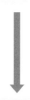

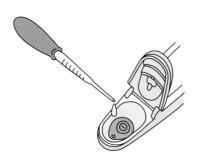

希釈した試料液を滴下

③塩分濃度の測定
希釈した試料溶液をセンサーに滴下し，遮光板を閉め塩分濃度を測定する.

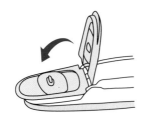

遮光板を閉める

試料中のナトリウムイオン濃度を測定し，塩分濃度に換算した数値（%）が表示されるのです.

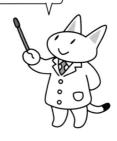

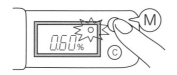

○ が点灯したら数値を読み取る

第5章

④　結果

試料名＿＿＿＿＿＿＿＿＿＿＿＿＿

　試料採取量（a）＿＿＿＿＿＿＿g

　希釈した試料溶液の総量（b）＿＿＿＿＿＿＿mL

　塩分計による測定濃度（c）＿＿＿＿＿＿＿％

$$食塩\%（w/w）= \frac{(c)}{100} \times (b) \times \frac{1}{(a)} \times 100$$

(2) 硝酸銀による滴定法

　食品試料溶液中の塩素イオンを，指示薬にクロム酸カリウムを用いて硝酸銀溶液で滴定する方法である．硝酸銀はクロム酸イオンと塩素イオンが同時に存在すると，塩素イオンと優先的に反応し塩化銀（AgCl）を生成する．塩素イオンが全て硝酸銀と反応し終わると，それ以後に加えた硝酸銀はクロム酸イオンと反応してクロム酸銀（Ag_2CrO_4）の赤褐色沈殿を生じる．この点を終点として判定し硝酸銀溶液濃度から塩化物イオン量を求める．

$$AgNO_3 + NaCl \rightarrow AgCl \downarrow + NaNO_3$$
$$2\,AgNO_3 + K2CrO_4 \rightarrow Ag2CrO_4 \downarrow + 2KNO_3$$

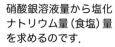

硝酸銀溶液量から塩化ナトリウム量（食塩）量を求めるのです．

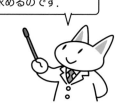

①　試薬

0.02 mol / L 塩化ナトリウム溶液（力価既知）※

0.02 mol / L 硝酸銀溶液（力価既知）※

10 ％クロム酸カリウム溶液

※ 0.02 mol / L 硝酸銀溶液の力価の求め方

1）0.02 mol / L 塩化ナトリウム溶液の力価（f_1）を求める

$$0.02 mol / L 塩化ナトリウム溶液の力価（f_1）= \frac{秤量値}{理論値}$$

2）0.02 mol / L 塩化ナトリウム溶液 25 mL を正確に 300 mL 三角フラスコに量りとり，水 100 mL と 10 ％クロム酸カリウム溶液 1.0 mL を加え，0.02 mol / L 硝酸銀溶液でクロム酸銀の赤褐色沈殿を生じるまで滴定する

$$0.02 mol / L 硝酸銀溶液の力価（f）= \frac{(f_1) \times 25\,mL}{滴定値}$$

② 器具

　メスフラスコ，25 mL ホールピペット，300 mL 三角フラスコ，

　メスシリンダー，駒込ピペット，ビュレット，天秤

③ 操作

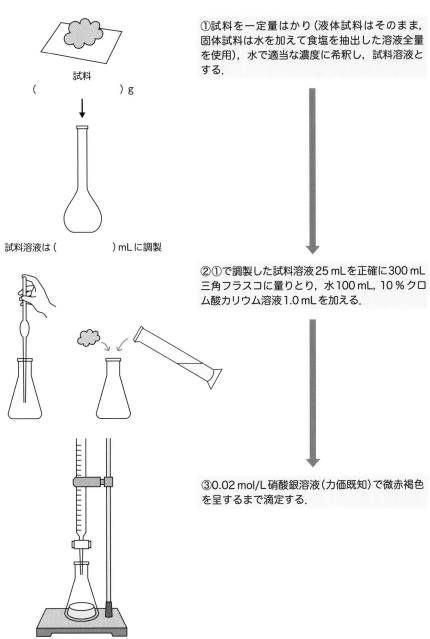

試料

（　　　　　　　）g

試料溶液は（　　　　　　　）mL に調製

①試料を一定量はかり（液体試料はそのまま，固体試料は水を加えて食塩を抽出した溶液全量を使用），水で適当な濃度に希釈し，試料溶液とする．

②①で調製した試料溶液 25 mL を正確に 300 mL 三角フラスコに量りとり，水 100 mL, 10 ％クロム酸カリウム溶液 1.0 mL を加える．

③ 0.02 mol/L 硝酸銀溶液（力価既知）で微赤褐色を呈するまで滴定する．

第 5 章

④ 結果

試料名 _____

試料採取量（a）_____g

調製した試料溶液の総量（b）_____ mL

滴定に用いた試料溶液の量（c）_____mL

0.02 mol / L 硝酸銀による滴定値（d）_____mL

0.02 mol / L 硝酸銀の力価（ f ）_____

$$食塩\%（w/w）= \frac{（d）×（f）×0.00117}{（a）} × \frac{（b）}{（c）} × 100$$

0.00117 g：0.02 mol / L 硝酸銀溶液 1 mL に相当する塩化ナトリウム量（g）

「塩蔵」による保存方法を理解しよう！！

　「塩蔵」は魚介類の貯蔵方法として古くから用いられており，2種類の方法があります．原料の魚介類に直接塩を振りかける撒塩法と，あらかじめ作成しておいた塩水に魚介類を浸漬させる立塩法です．塩蔵品は，食塩添加による脱水作用で水分活性が低下し，魚介類に付着している細菌の増殖が抑制され，腐敗を防ぐことができるのです．

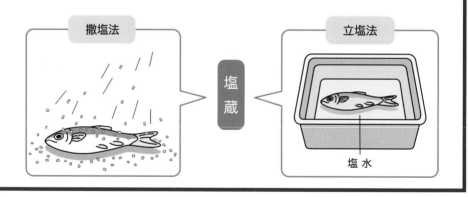

3）糖の定量

　糖の定量には，屈折計（糖度計）を用いる方法，糖の還元力を利用した滴定法，吸光度法が用いられている．

（1）屈折計（糖度計）による測定

　屈折計（糖度計）による測定は，糖濃度の違いによって起こる光の屈折率の変化を利用した方法である．試料により光が屈折されるため光の入射角度に違いが生ずる．この原理を利用したものが屈折計（糖度計）であり，Brix（%）で表す．光の屈折率は，ショ糖だけでなく可溶性固形物すべてが関与しているため，ショ糖以外の成分が多量に溶解している試料では，化学分析値の糖質量より 1 ～ 10 % 程度高値で示されるため，食品によっては注意を必要とする．

━━ 「糖度」について理解しよう！！ ━━

　　屈折計（糖度計）で測定される糖度は，Brix（ブリックス）（%）として表されます．Brix 値とは，20 ℃ における試料 100 g に溶けているショ糖のグラム数を示しています．一般的には，食品の可溶性固形分の濃度（%）の簡易的な測定にも用いられ，果実飲料やジャムでは，日本農林規格において可溶性固形分（%）の基準が設けられています．

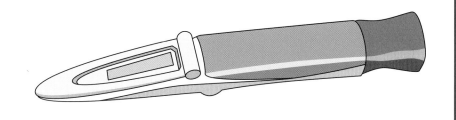

第5章

① 操作

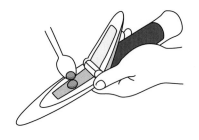

①プリズム面に試料を1・2滴滴下し，採光板を軽くプリズム面に押さえつける．

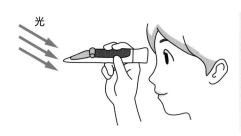

光

②試料がプリズム面全体に広がっていることを確認してから，採光部を明るいほうに向け，接眼鏡のピントを合わせ，明暗境界線の目盛を読み取る．
試料の温度により屈折率が変化するため，20℃で測定するか，手持ちの屈折計についている温度補正法により補正することが必要である．

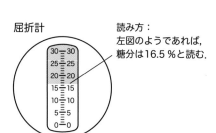

屈折計

読み方：
左図のようであれば，糖分は16.5％と読む．

注1）明暗境界線が不鮮明な場合
試料の乗せ方が悪いためであるので，気泡が残らないようプリズム全面に試料を滴下し直す．
注2）試料が強く濁っていたり着色していたりする場合
明暗境界線が不鮮明となるため強い光を用いて測定する．

② 結果

屈折計（糖度計）の読み取った値：＿＿＿＿＿＿＿＿＿％

(2) 還元糖の定量

糖質が有する還元力を利用して，糖質（遊離還元糖量）を定量することができる．しかし，ショ糖やでんぷんなど還元力をもたない糖類に対しては，試料の加水分解によって生じた還元力を有する単糖量を測定し，換算係数をかけて糖量（全糖量）を算出する．還元力を利用した糖の定量方法は多数あるが，ここではソモギーの変法について述べる．

ソモギーの変法

還元糖液（試料溶液）にアルカリ性銅試薬を加えて加熱すると，銅が還元されて亜酸化銅が生じる．　　$Cu(OH)_2 + R\text{-}CHO \rightarrow Cu_2O + R\text{-}COOH + H_2O$

ヨウ素酸カリウムの存在によって酸性下でヨウ化カリウムから一定量のヨウ素が遊離する．　　$KIO_3 + 5KI + 3H_2SO_4 \rightarrow 3I_2 + 3H_2O + 3K_2SO_4$

生成された亜酸化銅の量に比例して一定量生成しているヨウ素を還元する．
$$2Cu^+ + I_2 \rightarrow 2Cu^{2+} + 2I^-$$

還元されずに残存しているヨウ素量をチオ硫酸ナトリウムで滴定することにより還元糖の量を求める．　　$2Na_2S_2O_2 + I_2 \rightarrow Na_2S_4O_6 + 2NaI$

---

① 試薬

A 液：フェーリング液

酒石酸カリウムナトリウム（ロッシェル塩）4 水和物 90 g，第三リン酸ナトリウム 12 水和物 225 g を水 700 mL に溶解し，これに硫酸銅 5 水和物 30 g とヨウ素酸カリウム 3.5 g をそれぞれ溶解した溶液を加え，全量を 1 L とする

B 液：シュウ酸カリウム・ヨウ化カリウム混液

シュウ酸カリウム 1 水和物 90 g とヨウ化カリウム 40 g を溶解して全量を 1 L とする．この試薬は不安定なため 1 週間ごとにつくり直す．

C 液：2.0 mol / L 硫酸

D 液：0.05 mol / L チオ硫酸ナトリウム

数日間放置した後，力価を標定する

E 液：でんぷん指示薬

可溶性でんぷん 1 g を 50 mL ほどの水に懸濁して，加熱・溶解し，冷却後，塩化ナトリウム 20 g を加え，全量を 100 mL とする．

② 器具

100 mL 三角フラスコ，10 mL ホールピペット，メスシリンダー，
ビュレット，駒込ピペット

③　操作

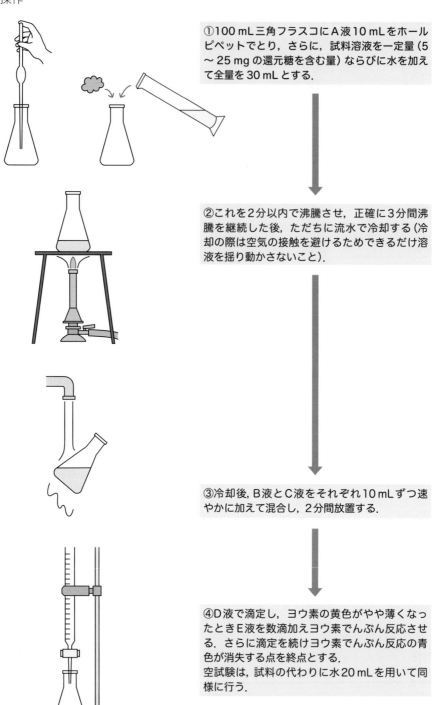

①100 mL三角フラスコにA液10 mLをホールピペットでとり，さらに，試料溶液を一定量（5～25 mgの還元糖を含む量）ならびに水を加えて全量を30 mLとする．

②これを2分以内で沸騰させ，正確に3分間沸騰を継続した後，ただちに流水で冷却する（冷却の際は空気の接触を避けるためできるだけ溶液を揺り動かさないこと）．

③冷却後，B液とC液をそれぞれ10 mLずつ速やかに加えて混合し，2分間放置する．

④D液で滴定し，ヨウ素の黄色がやや薄くなったときE液を数滴加えヨウ素でんぷん反応させる．さらに滴定を続けヨウ素でんぷん反応の青色が消失する点を終点とする．
空試験は，試料の代わりに水20 mLを用いて同様に行う．

④　結果

　　空試験滴定値（V）：＿＿＿＿＿＿＿＿＿mL

　　本試験滴定値（V'）：＿＿＿＿＿＿＿＿＿mL

　　D 液の力価（f）：＿＿＿＿＿＿＿＿＿

　　D 液 1 mL に相当する糖量※（S）：＿＿＿＿＿＿＿＿＿

　　※　各種糖類の S の値：ブドウ糖 1.449，果糖 1.44，麦芽糖 2.62

　　試験に用いた試料溶液中の還元糖量（mg）＝　S ×（V － V'）× f

(3) 考えよう

　「糖蔵」を利用した加工食品はどのようなものがあるだろう．また「塩蔵」と「糖蔵」の
違いについても考えよう．

(4) でんぷんの定量

　でんぷんはアミラーゼや酸により加水分解され，ブドウ糖や麦芽糖，デキストリンなど
を生成する．還元力をほとんど示さないでんぷんの定量は，試料を加水分解後，生成した
ブドウ糖量を求め換算係数を掛けてでんぷん量を算出する．

①　試薬

　　25 %塩酸溶液

　　10 %水酸化ナトリウム溶液

②　器具

　　300 mL 三角フラスコ，250 mL メスフラスコ，10 mL ホールピペット，メスシリンダー，
　　ビュレット，駒込ピペット，還流冷却器

第5章

③　操作

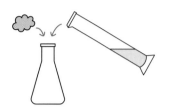

①試料調製
300 mL 三角フラスコに試料を一定量正確にとり，水 100 mL，25 ％塩酸 10 mL を加え，還流冷却器をつけ，沸騰湯浴中で2.5時間加熱・加水分解を行う．冷却後，10 ％水酸化ナトリウムで中和後(必要であればろ過を行う)250 mL に定容し試料溶液とする

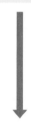

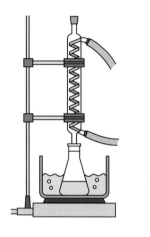

②還元糖 (ブドウ糖) 量の測定
p.145 (2) 還元糖の定量と同様の操作を行い，還元糖 (ブドウ糖) 量を求める．

③でんぷん量の算出
求めたブドウ糖量にでんぷんの換算係数を乗じて算出する．

④　結果

空試験滴定値（V）：＿＿＿＿＿＿＿＿＿mL

本試験滴定値（V'）：＿＿＿＿＿＿＿＿＿mL

D 液の力価（f）：＿＿＿＿＿＿＿＿＿

試験に用いた試料溶液中のブドウ糖量（A）：＿＿＿＿＿＿mg

$A = 1.449^{※} \times (V - V') \times f$

　※　D 液 1 mL に相当するブドウ糖量：1.449 mg

試験に用いた試料溶液中のでんぷん量（mg）＝　A × 0.9$^{※}$

　※　でんぷん換算係数：0.9

4）酸度の測定

　食品に含まれる酸は，ほとんど有機酸と考えられ，食品の加工や保存に深くかかわっている場合がある．果実類は特に，りんご酸，クエン酸，酒石酸，アスコルビン酸，シュウ酸などが含まれ，果実類の pH に大きく関与している．

（1）滴定酸度

　食品中の有機酸の測定法はさまざまであるが，一般的には，食品から有機酸を水などで抽出し，pH 指示薬を用いてアルカリ規定液で滴定し，得られた滴定値から有機酸量を求める．指示薬を用いた滴定の場合，食品によっては色素や緩衝作用により終点の判別が困難なものがあり，pH メーターや自動滴定装置のような電位差測定装置を用いて測定する．

① 試薬

　0.1 mol／L 水酸化ナトリウム溶液（力価既知）

　　　フェノールフタレイン指示薬

② 器具

　三角フラスコ

　ホールピペット

　ビュレット

　pH メーター（必要であれば）

pH計はガラス電極を用いた物が一般的であるが，小型のものも市販されている．機種によって扱いは異なるが，測定前には必ずpH標準液（pH4, 7, 9）を用いて，1〜3点での校正を行う．

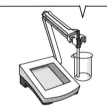

③ 試料溶液の調製

　液体試料：そのままか蒸留水で希釈する

　固体試料：固体試料 1 〜 5 g を正確にはかり，一定量の水を加えてホモジナイズ後，
　　　　　　遠心分離またはろ過し定容する

第5章

④　操作

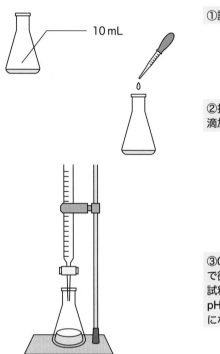

①試料溶液10 mLを正確にはかりとる.

②指示薬としてフェノールフタレインを2〜3滴加える.

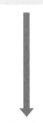

③0.1 mol/L水酸化ナトリウム溶液（力価既知）で微紅色を呈するまで滴定する.
試料が着色していて終点が判別できない場合は, pHメーターを用いてpH 8.0またはpH 8.2付近になるまで滴定する.

⑤　結果

試料名＿＿＿＿＿＿＿＿＿＿＿＿＿

試料採取量（a）＿＿＿＿＿＿＿＿＿＿gまたはmL

試料溶液の総量（b）＿＿＿＿＿＿＿＿mL

滴定値（c）＿＿＿＿＿＿＿＿＿mL

0.1mol/L水酸化ナトリウム溶液の力価（f）＿＿＿＿＿＿＿＿＿＿

$$酸度\%（w/v）= \frac{c \times f \times 0.0064^{※}}{a} \times \frac{b}{10} \times 100$$

※　0.0064：0.1 mol/L水酸化ナトリウム溶液1 mLに相当する無水クエン酸量（g）

本実験では酸度をクエン酸相当量として算出しているが, 食品中にはさまざまな有機酸が含まれているため代表的な酸の量に換算して濃度を求める.

リンゴ酸：0.0067　酒石酸：0.0075　酢酸：0.0060

5）缶詰の検査法

　缶詰は安全性をはじめ，品質を長期間維持できる保存性を有しており，さらに栄養面や利便性，経済性などさまざまな特性を持つ加工食品である．

　缶詰の検査においては，開缶前に食品表示や外観の状態などを確認し，以下のような基礎検査を行う．

(1) 表示と内容物の検査

　名称（品名），原材料名，内容量，賞味期限，製造業者または販売業者の名称と所在地，缶マークなどがはっきり表示されているか，内容物と表示内容とが合致しているかを調べる．内容物の検査では，香り，色調，肉質の確認，変色，白濁，結晶物，異味，異臭，異物の有無を検査する（図5-2）．

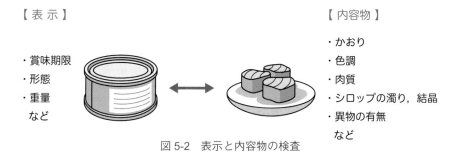

図 5-2　表示と内容物の検査

(2) 外観検査

　缶詰の胴の部分や角にへこみ，膨張，損傷，さび，密封状態の有無を検査する．次に，製品の汚れなどをふき取り全重量の測定後，開缶検査を行う．

　缶詰の巻締部分が強く曲がったり，凹んだりしたものは密閉が破壊されている可能性が考えられる．膨張した缶は，微生物的または化学的な原因によって内部にガスが発生し，内容物の腐敗が疑われる（図5-3）．

第5章

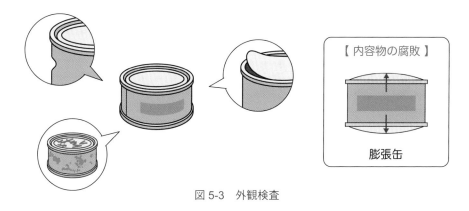

図 5-3　外観検査

(3) 恒温試験

　試料を 35℃, 14 日間保存し, その期間中は, 毎日試料の外観（容器の膨張の有無）を観察する. 恒温試験終了後は, 室温（20℃以下）に放置し, 容器の膨張, 内容物の漏えいの有無を確認する. これらが確認された場合は, 内容物中に微生物の発育が "陽性" と判断する（図5-4）.

　フラットサワー菌による変敗は, ガスを産生しないので, 変敗していることが外観からはわかりにくい. しかし, 内容物の pH が酸に傾き, 食べると酸っぱく変化していることが特徴である.

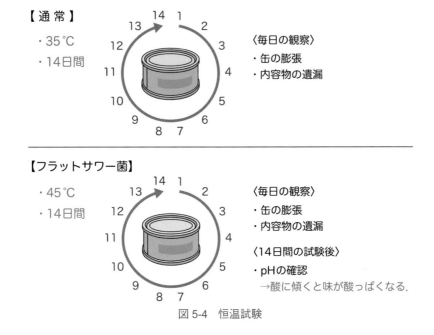

図 5-4　恒温試験

(4) 打音検査

　缶詰の蓋または底面を打検棒で叩き, 音の高低や濁音, 手に伝わる振動によって, 試料の膨張, 過量, 軽量, 真空度異常などを検査する（図5-5）.

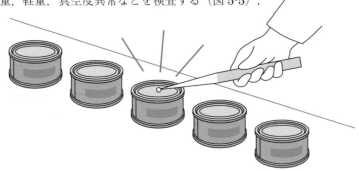

図 5-5　打音検査

(5) 真空度検査

　製品温度を一定にして，真空度計の進入針を缶の蓋に一気に垂直に突き刺し，ゴム部を押し付け缶内の真空度を測定する．測定は 20℃で行う．真空度の標準的な値は缶型によって異なっているが，化学的または微生物的原因によって内部にガスが発生すると真空度は低下する（図 5-6）．

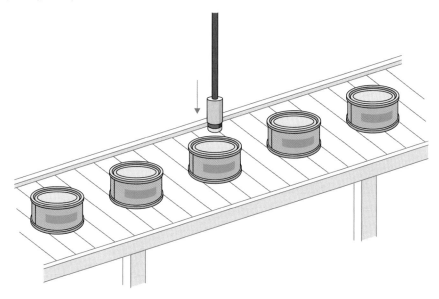

図 5-6　真空度検査

(6) 缶内面の腐食検査

　缶内面の腐食が起きた場合，水素ガスの発生，スズや鉄の溶出を伴う場合がある．開缶し，内容物を取り出した後，容器を洗浄，乾燥させ缶内面の状態（腐食，変色，メッキの剥がれ，斑点，傷など）を観察する（図 5-7）．

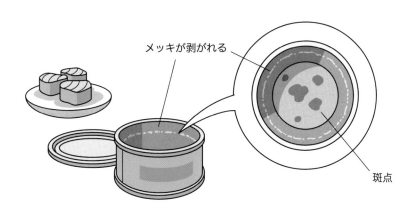

メッキが剥がれる

斑点

図 5-7　腐食検査

第5章

(7) 結　果

表 5-3　缶詰の検査

検査項目		結果
表示と内容物検査	品名	
	社名	
	賞味期限	
	総重量（g）	
	内容総量（g）	
	容器重量（g）	
	内容固形量（g）	
	香り	
	色調	
	肉質	
	シロップの濁りや結晶の有無	
	異物の有無	
外観検査	へこみ（損傷）	
	さび	
	汚れ	
	密閉状態	
	蓋の膨らみ	
恒温検査	缶の膨張	
	内容物の遺漏	
	pH（フラットサワー菌の検査）	
打音検査	濁音	
真空度検査	真空度（cmHg）	
缶内面の腐食検査	缶内面の状態	

━━━ 金属缶の構造と素材について知ろう！！ ━━━

★金属缶の構造

　密閉は殺菌とともに缶詰製造上もっとも大切な工程であり，缶詰に使用される金属缶の多くは2重巻き締めにより密閉されています．缶は，缶胴，缶底，缶蓋の3つの部品から構成されるもの（3ピース缶）と，金属を打ち抜いて缶胴と缶底を一体成型したもの（2ピース缶）がある．近年では缶切りを使わずに簡単に開くことができるイージーオープン缶もある．また，缶には損傷防止のためにエクスパンションリングという3重のリングや，ビード（胴体を一周する細い溝），ディンプル（缶蓋にある丸い凹み）などの工夫が施されている．

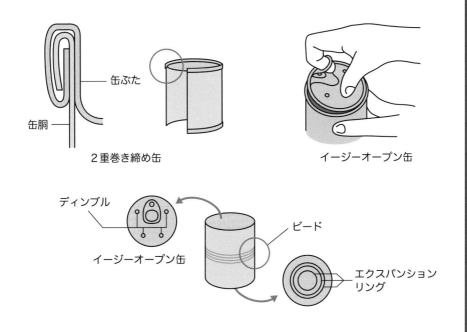

★金属缶の素材

　缶詰用の缶に使用される素材は鉄（スチール），アルミニウムですが，内容物と反応し金属の溶出による変敗や破損の原因となることを考慮して，表面にメッキを施し，さらに内容物の性質にあった塗装がなされています．鉄に錫メッキをしたブリキ缶が主流でしたが，錫のかわりにクロムメッキをしたティンフリースチール缶（TFS）が普及しています．TFS缶は錫の溶出がないため酸性食品の缶詰に適しています．また，果汁用の缶では，缶詰の接合部に1mm幅で純錫を露出させ，あとはすべて塗装されています．少量の錫が溶出することによって，内容物の変化を防ぐことができるのです．

第5章

6) パンの品質検査

　パンの品質鑑定は比容積の測定，パンの柔らかさの測定がまれに行われるほかは，全て感覚に頼った鑑定方法である．その検査方法もさまざまであるが，ここでは学校給食の食パンの品質検査項目をあげる（表5-4）．

表 5-4　食パンの品質検査

	外観・内相	項目	点数	評価ポイント	評価点
食パン	外観	焼色	8	外皮が黄褐色に焼けているか．また，焼けが均一で焼斑のないものが良い．	
		形均整	5	外形の均整がとれているか（角のとがり，丸みのつきすぎ，側面のくぼみやでっぱりのあるもの，上面が平らであるもの，こぶができているものなどはよくない）	
		皮質	4	外皮は薄くてさけやすいか（厚いもの，堅いもの，皮のような感じのものはよくない）	
		体積	10	手に持って軽い感じがするか．ある程度の気泡率を持ったものを標準と考える．	
		焼上均等	3	パンのあらゆる面が同じように焼き上げられているか	
	外観小計			30	
	内相	すだち（気泡）	15	パンの種類によっても異なるので一定の標準はないが，いずれも均一で気泡膜が薄いものが良い	
		色相	10	つやのある白さが良い（白墨のような白さ，あるいは灰色や黒味をおびたものはよくない）	
		触感	15	切口の感触が良いか（全面にわたっておした感じが柔らかで，ビロードのような感じのものがよい）	
		香り	10	小麦の良い香り，かすかな甘みを帯びた快い新鮮な感じの香りの物が良い	
		味	20	快い小麦のうま味を感ずるものが良い．強い塩味，甘味，不快な苦み，酸味を感じるものはよくない	
	内相小計			70	
	合計			100	

(1) 外　観

　焼色，形均整，皮質，体積，焼上均等について評価する（図 5-8）.

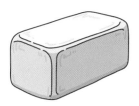

図 5-8　パンの外観

(2) 内　相

　すだち（気泡），色相，触感，香り，味について評価する（図 5-9）.

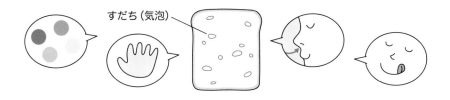

すだち（気泡）

図 5-9　パンの内相

(3) 重量の測定

　はかりを用いて重さを測定する（図 5-10）.

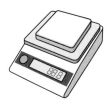

図 5-10 パンの重量

第5章

(4) 体積の測定

　パンが十分に入る大きさの測定容器とその容器いっぱいのなたねを用意し，なたねの体積を測定する．次に，箱の底になたねの一部を敷き，その上にパンを置いて，残りのなたねを注ぎ入れ，箱に擦り切りいっぱいとする．あふれたなたねの体積をメスシリンダーで測定し，パンを入れる前のなたねの体積から差し引き，試料の体積を求める（図5-11）.

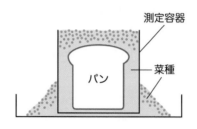

図 5-11　パンの容量

(5) 結果

　重量測定の結果：＿＿＿＿＿＿＿g　　　　体積測定の結果：＿＿＿＿＿＿＿＿mL

第6章　食品機能実験

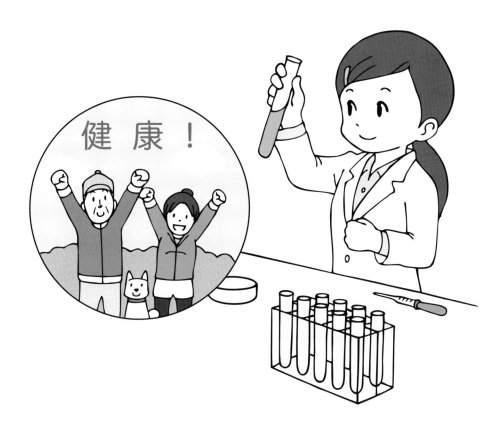

近年の機能性食品研究によって，食べ物には積極的に体調を改善したり，健康を維持する成分を含んでいることが分かりつつあります.

本章では，生活習慣に関わる高血圧や糖尿病を予防する食品成分について，その作用を評価するための実験方法を学びます.

到達目標 ☑

☐　食品成分による生活習慣病予防効果について理解できる.

☐　食品機能を評価するための実験手法を取得できる.

☐　食品機能を評価するための実験データの取り扱いを理解できる.

1. 血圧調節機能の評価法 － 食品成分の高血圧予防作用を in vitro で評価する －

1）ACE 阻害活性測定法

（1）実験の目的

　特定保健用食品（トクホ）や機能性表示食品では，高血圧予防作用のある食品成分が認可を受けている．血圧を上げてしまう酵素であるアンジオテンシン I 変換酵素（ACE）の作用を抑えることができる成分も数多く認可されている．本実験は，ACE 活性を抑える（阻害する）作用を示す食品成分を明らかにするための酵素阻害実験である（図 6-1）．

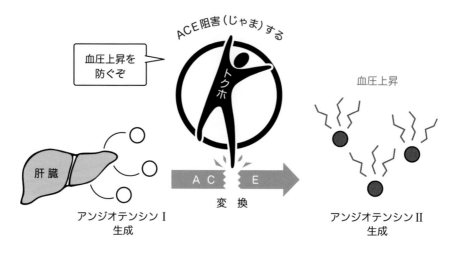

図 6-1　血圧の上昇を防ぐメカニズム

　生体内でもっとも強力な血圧上昇作用を示す物質はアンジオテンシン II であるとされる．アンジオテンシン II はオクタペプチド（アミノ酸が 8 個つながった物質）であり，血管の収縮や体液量の上昇を引き起こすため，この物質の産生を抑えると血圧が低下すると考えられている．なお，この血圧調節系はレニン－アンジオテンシン系のひとつであり，実際にはこの血圧代謝系は複雑である．この実験によって，血圧の上昇を抑える作用があるペプチドの効果を明らかにし，血圧上昇系に対する作用を理解することができる．

　したがって，アンジオテンシン II を出来にくくする ACE 阻害物質（食品成分）には血圧低下が期待されることになる．この実験では，ACE の本来の基質であるアンジオテンシン I の代わりに擬似基質（ヒプリル -His-Leu）を用いて ACE 阻害活性を評価する．ヒプリルとは，ヒプリル酸（馬尿酸）が脱水縮合したときの残基名である（図 6-2）．反応後，生成したヒプリル酸（馬尿酸）量（Lieberman 変法）あるいは His-Leu 量（実験）を比色法により測定する．したがって，吸光度の値が低いほど ACE 活性が低下したことになり，食品成分により ACE が阻害されたことを示す．

擬似基質（ヒプリル-His-Leu）　　$\xrightarrow{\text{ACE}}$　　ヒプリル酸（馬尿酸）　＋　His-Leu

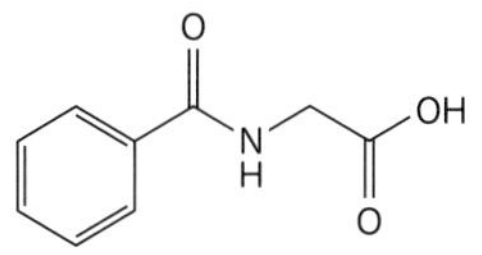

図 6-2　ACE の反応原理

（2）実験の準備

① 実験材料と試薬

試薬（a） ホウ酸緩衝液（pH 8.3）（0.2 M ホウ酸溶液と 1/20 M 四ホウ酸ナトリウム溶液を混ぜて pH が 8.3 となるように調整する）.

試薬（b） 1.0 M NaCl－ホウ酸緩衝液（pH 8.3）：NaCl を**試薬（a）**の緩衝液で溶解する.

試薬（c） 基質：12.5 mM　ヒプリル-His-Leu 溶液（**試薬（b）**の緩衝液で調製）.

試薬（d） 阻害剤：0.5 mM Val-Tyr：脱イオン水で溶解する. その後，等量の脱イオン水で順次希釈して，0.25 mM，0.125 mM，0.0625 mM の阻害剤溶液を調製する.

試薬（e） 酵素：25 mU/mL ACE（ウサギ肺由来の ACE（2U）を**試薬（a）**の緩衝液 4 mL で溶解させる. この酵素溶液 0.1 mL と**試薬（a）**の緩衝液 1.9 mL を混合して調製する）.

注意-1：残りの酵素溶液は冷蔵で保存する.

注意-2：ACE 試薬は十分に室温に戻してから溶液調製しないとただちに失活してしまう.

試薬（f） 0.5 M 塩酸溶液

試薬（g） 0.1 M NaH_2PO_4 溶液

試薬（h） 0.2 M NaH_2PO_4 溶液

試薬（i） Kolthoff 緩衝液：0.1 M Na_2HPO_4 溶液と 1.0 M NaOH 溶液を 1：2 で混合する.

試薬（j） 0.1 M 2,4,6-トリニトロベンゼンスルホン酸（TNBS）溶液：**試薬（g）**の溶液で調製する（用事調製）.

試薬（k） 4.0 mM Na_2SO_3 溶液：**試薬（h）**の溶液で調製する.

② 器具・機械

試験管　10 本

試験管立て　1 個

マイクロピペット　50 μL・200 μL・500 μL・5000 μL

恒温槽，分光光度計，試験管ミキサー

第6章

(3) 実験　比色法

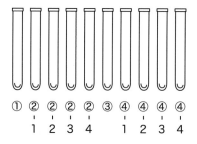

① ②-1 ②-2 ②-3 ②-4 ③ ④-1 ④-2 ④-3 ④-4

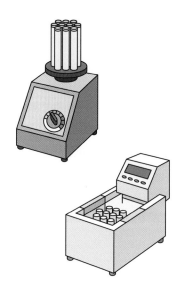

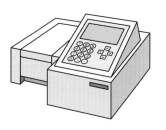

試験管を10本用意する。①,③に脱イオン水25μL,②,④のそれぞれ4本の試験管 (②-1〜②-4ならびに④-1〜④-4) に濃度の異なる阻害剤溶液 (d) 25μL を入れる.

①,②-1〜②-4に0.5 M 塩酸溶液 (f) 125μL を加える.

すべての試験管に酵素溶液 (e) 50μL を加え,試験管ミキサーで撹拌したあとに37℃の恒温槽に5分間放置する.

すべての試験管に基質溶液 (c) 50μL を加え,試験管ミキサーで撹拌したあとに37℃の恒温槽に60分間放置する.

60分放置

③と④-1〜4には,0.5 M 塩酸溶液 (f) 125μL を加え,試験管ミキサーで撹拌する.

すべての試験管にKolthoff緩衝液 (i) 250μL を入れ,試験管ミキサーで撹拌する.

すべての試験管に0.1 M TNBS溶液 (j) 25μL を入れる.試験管ミキサーで撹拌したあと,37℃の恒温槽に20分間放置する.

20分放置

すべての試験管に4.0 mM Na_2SO_3 溶液 (k) を4.5 mLを加えて試験管ミキサーで撹拌したあと,416 nmの分光光度計にて吸光度を測定する.

各阻害剤溶液の終濃度 (ACE-基質の反応液中の阻害剤の濃度,この実験では (d) で調製した阻害剤の濃度を1/5倍した値) を横軸に,その溶液の阻害率を縦軸にとりプロットする.

(4) 考　察

　阻害剤の濃度が高くなると ACE 阻害率も高くなったので，食品成分であるペプチドは ACE の活性を〈活性化・阻害〉しているといえる．ACE を阻害するペプチドや薬剤は多数報告されているので，その阻害の強さを数値で表して客観評価できれば便利である．一般には，阻害率が 50 ％のときの阻害剤の濃度を求め，その値を阻害活性（IC_{50} 値）として定義している．実験で得られたプロット図から求めた Val-Tyr の IC_{50} 値は〈　　　〉mM であったことから，血圧を低下させるにはこの濃度が必要であることがわかる．

　また，実験では吸光度の測定波長が〈　　〉nm であるので，ACE の作用によって擬似基質から生成した（馬尿酸・His-Leu）を測定していることがわかる．

(5) その他の実験方法－ Lieberman 変法

　Lieberman 変法とは，比色法と同様に ACE 阻害作用を評価する方法である．比色法と異なる点は，擬似基質であるヒプリル -His-Leu から生成したヒプリル酸（馬尿酸）量をもとに阻害性を評価することである．

　実験概要は，比色法での塩酸添加までは同じ手順である．そのあと，試験管に酢酸エチルを加えて，試験管ミキサーで撹拌する．室温で遠心分離した後，酢酸エチル相から溶液を取り，それを蒸発させる．次に，NaCl 溶液を加えて 228 nm の吸光度を測定する．比色法と同様に阻害率を算出する．

(6) 悩んでみよう不思議な点

①　アミノ酸は ACE を阻害しないが，ペプチドはなぜ ACE を阻害するのか？
②　ACE を阻害するペプチドはほかにもある？
③　どうして本来の基質であるアンジオテンシン I を使わずに擬似基質を使用したのか？
④　ACE 阻害性を評価するための測定法はほかにもあるだろうか？

第6章

2. 血糖値調節機能の評価法 – 食品成分の血糖値調節機能を in vitro で評価する –

(1) 実験の目的

　食事からの炭水化物の摂取はエネルギー供給のために重要であるが，過度の摂取はグルコース過多となり，血糖値の上昇，ひいては糖尿病発症の引き金となる．慢性的な高血糖はインスリン作用を弱めたり（インスリン抵抗性），糖化した代謝物（終末糖化産物，advanced glycated end-products, AGEs と呼ばれる）の産生を介して動脈硬化や高血圧など種々の疾患をもたらすとされている．したがって，食後の過血糖上昇をコントロールし，適切なエネルギー消費を行うことは，インスリン作用を高め（インスリン感受性），糖尿病の予防にもつながるといえる．この実験では，食後の血糖値の上昇を抑える作用がある食品成分の効果を明らかにし，血糖値上昇に対する作用を理解する．

　炭水化物を摂取すると，口腔を含む消化管内で消化酵素により低分子化され，最終的には単糖まで分解される．その後，単糖は小腸に存在する単糖輸送系（主として，SGLT1 や GLUT2 などのたんぱく質輸送担体）を介して腸管吸収される．いい換えると，食後の血糖値上昇とは，消化され，体内吸収されたグルコースの血中での増大量（mg / dL）である．したがって，食後の血糖値上昇をコントロールするためには，炭水化物消化を遅延させるかあるいは阻害させることが必要となる（図 6-3）.

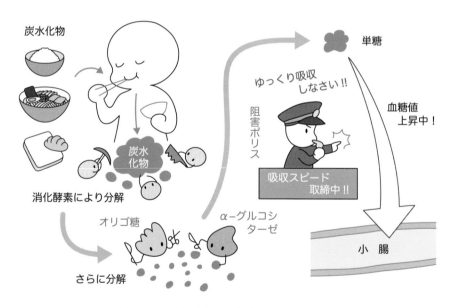

図 6-3　血糖値の上昇を抑えるメカニズム

　そこで，本実験では炭水化物の消化過程を想定して，分解に関わる酵素を阻害し，単糖の生成を抑える作用を有する食品成分の機能性（阻害活性）を評価する．

　したがって，炭水化物の分解を担う消化酵素の活性を阻害する物質（食品成分）は食後血糖値の上昇を抑えることが期待できる．この実験では，腸管での終末糖化酵素である α-グルコシダーゼの本来の基質である 2 糖類の代わりに擬似基質（パラニトロフェニルグルコシド，p-（or 4-）nitrophenyl α-D-glucopyranoside; p-NPG）を用いて，α-グルコシダーゼ阻害活性を評価する．

　α-グルコシダーゼ阻害活性の評価法とは，擬似基質である p-NPG を分解することにより生成されるパラニトロフェノール（p-nitrophenol）を 400 nm の吸光度で測定し，吸光度の変化から阻害性を評価する方法である（図 6-4）．

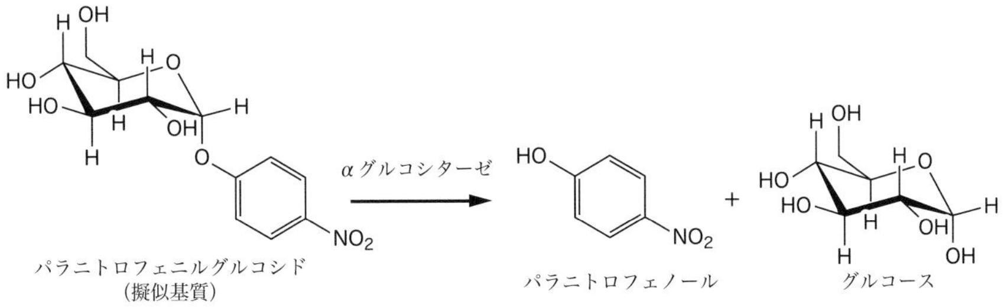

図 6-4　α-グルコシダーゼの反応原理

(2) 実験の準備

① 実験材料と試薬

試薬（a） 50 mM リン酸緩衝液（100 mM NaCl を含む，pH7.0）：50 mM リン酸二水素カリウム溶液と 50 mM リン酸水素二ナトリウム溶液を混ぜて pH が 7.0 となるように調整する．そのあと，この緩衝液に NaCl を加えて調製する．

試薬（b） 0.5 M トリス溶液：トリスを水に溶解して調製する．

試薬（c） 基質：0.7 mM p-NPG 溶液：p-NPG を試薬（a）の緩衝液で調製する．

試薬（d） 阻害剤：50 mM（+）-カテキン：脱イオン水で溶解する．その後，等量の脱イオン水で順次希釈して，25 mM，12.5 mM，6.25 mM の阻害剤溶液を調製する．

試薬（e） 酵素：900 mU/mL α-グルコシダーゼ：パン酵母由来の α-グルコシダーゼ（9 U/mg）を試薬（a）の緩衝液で調製する．

② 器具・機械

　試験管　6 本

　試験管立て　1 個

　マイクロピペット　10 μL・50 μL・1000 μL

　恒温槽，試験管ミキサー，分光光度計

第6章

(3) 実験

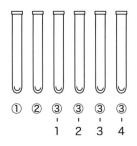

①　②　③　③　③　③
　　　　　1　2　3　4

試験管を6本用意する.①,②に水10μL,4本の試験管③-1〜③-4に濃度の異なる阻害剤溶液(d)10μLを入れる.

↓

①に0.5 Mトリス溶液(b)1000μLを加える.

↓

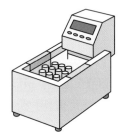

すべての試験管に酵素溶液(e)40μLを加え,試験管ミキサーで撹拌したあとに37℃の恒温槽に5分間放置する.

↓

5分放置

すべての試験管に基質溶液(c)950μLを加え,試験管ミキサーで撹拌したあとに37℃の恒温槽に15分間放置する.

↓

15分放置

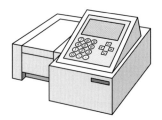

②と③には,0.5 Mトリス溶液(b)1000μLを加え,試験管ミキサーで撹拌する.そのあと,分光光度計にて400 nmの吸光度を測定する.

↓

各阻害剤溶液の終濃度(酵素−基質の反応液中の阻害剤の濃度,この実験では(d)で調製した阻害剤の濃度を1/100倍した値)を横軸に,その溶液の阻害率を縦軸にとりプロットする.

阻害活性には次の式を用いる.
阻害率(%)={(②-③)/(②-①)}×100
①,②,③(③-1〜③-4)は,それぞれの吸光度

(4) 考　察

　阻害剤の濃度が高くなると α-グルコシダーゼ阻害率も高くなった．このことは，今回使用したカテキンが α-グルコシダーゼの活性を〈活性化・阻害〉していることを示している．α-グルコシダーゼを阻害する食品成分や薬剤は多数報告されているので，その阻害の強さを数値で表して客観評価できれば便利である．一般には，阻害率が 50 % のときの阻害剤の濃度を求め，その値を阻害活性（IC_{50} 値）として定義している．実験で得られたプロット図から求めたカテキンの IC_{50} 値は〈　　　〉mM と推定される．なお，代表的な α-グルコシダーゼ阻害薬であるボグリボースの IC_{50} 値は 0.026 mM であることから，薬剤（ボグリボース）はカテキンと比べて約〈　　　〉倍阻害性が強いことがわかる．

　また，基質として用いた p-NPG と α-グルコシダーゼを作用させると，反応生成物である（パラニトロフェノール・グルコース）の吸光度の増大が認められたことから，α-グルコシダーゼは（α・β）型のグリコシド結合を分解する酵素であることがわかる．これにより，α-グルコシダーゼを阻害する食品成分と炭水化物などを食べると血糖値の上昇が穏やかになることが期待できる．

(5) ポイント

　α-グルコシダーゼはあらゆる生物が保有する酵素であり，本実験で用いた酵母由来以外にも哺乳類腸管由来の酵素が入手できる．ヒトを対象とした機能性評価法であるため，実際には哺乳類由来の α-グルコシダーゼを使用することが望ましい．一般にはラット小腸由来の α-グルコシダーゼがよく使用されているが，ラット小腸膜のアセトンパウダーであるため，超遠心分離などの操作による α-グルコシダーゼ酵素の粗精製が必要である．また，由来によって酵素特性が違うため，食品成分の阻害結果は大いに異なる（巻末 参考文献 第6章 2）．

(6) 悩んでみよう不思議な点

① 　消化酵素を阻害しなくても食後の血糖値上昇を抑えることができる．ほかにどのような方策があるか？

② 　α-グルコシダーゼを阻害する食品成分はほかにもあるだろうか？

③ 　炭水化物の消化を阻害する食品成分はほかにもあるだろうか？

④ 　α-アミラーゼを阻害する食品成分を摂取すれば，スクロース（砂糖）を食べても大丈夫だろうか？

⑤ 　α-グルコシダーゼは 2 糖類分解酵素の総称である．2 糖類は多数あるが，実際はどの2 糖類を分解する酵素なのか？

第6章

3. 脂質分解酵素（リパーゼ）阻害活性測定法

（1）実験の目的

　現在，世界中で6億5千万人の成人，3億8千万人の子供
たちが肥満と推定されている．肥満は，高血圧，脂質異常症，
糖尿病などの生活習慣病の原因となるため社会的にも問題と
なっている．肥満になる原因には食べ過ぎや運動不足などが
あるが，肥満を抑える効果的な手段の1つは，食事に含まれ
る脂質の体内への吸収を抑えることである．この考えに基づ
いて，特定保健用食品の中には体脂肪が気になる方に適する
保健機能成分として茶カテキンなどがある．脂質の大部分は
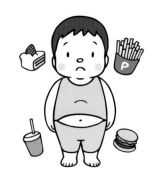
中性脂肪であり，これを消化するために働いている酵素がリパーゼである．肥満の予防・
治療には，脂質の消化を抑えることが重要であり，そのためにはリパーゼの働きを抑える
ことが効果的である．食品中にはフラボノイド系色素などリパーゼの働きを抑える成分が
数多く知られており，食品成分によるリパーゼ阻害活性を調べることにより，肥満が関係
する疾病と予防法について理解することが目的である．

　この実験では，リパーゼの本来の基質である中性脂肪の代わりに擬似基質である 4- メチ
ルウンベリフェロンオレイン酸エステル（4-MUO）を用い，リパーゼ阻害活性を評価する．
リパーゼにより，4-MUO が分解し生成する 4- メチルウンベリフェロン（4-MU）を蛍光
光度計（励起波長 360 nm，蛍光波長 450 nm）で測定し，リパーゼの働きを抑える成分の
有無による蛍光強度の変化から阻害活性を評価する（図 6-5）．

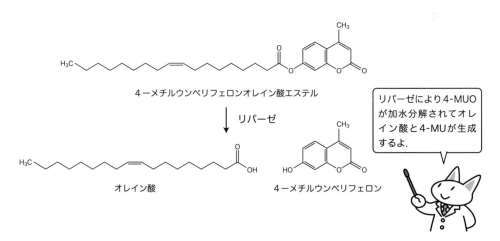

図6-5　リパーゼによる 4-MUO の加水分解

（2）実験の準備

① 実験材料と試薬

試薬 (a) McIlvaine 緩衝液（pH 7.4）：0.2 M リン酸水素二ナトリウム 90.6 mL に 0.1 M クエン酸 9.4 mL を加えて pH が 7.4 となるように調整する（巻末資料 12 参照）．

試薬 (b) 0.1 M クエン酸溶液：クエン酸三ナトリウムを水に溶解して調製する．

試薬 (c) 0.1 M 塩酸溶液：水に濃塩酸を加えて調製する．

試薬 (d) 酵素：ブタ膵臓リパーゼを 13 mg/L となるよう試薬（a）の緩衝液に溶解し調製する．

試薬 (e) 基質：0.1 mM 4-MUO 溶液：4-MUO を 5 容量％のテトラヒドロフランで予め溶解した後，試薬（a）の緩衝液で調製する．

試薬 (f) 阻害剤：1 mM ケルセチン：ケルセチンを 5 容量％のジメチルスルフォキシドで予め溶解し試薬（a）の緩衝液を加え 1 mM の阻害剤溶液を調製した後，等量の試薬（a）の緩衝液で順次希釈して，0.5 mM，0.25 mM，0.125 mM の阻害剤溶液を調製する．

② 器具・機械

試験管　10 本

試験管立て　1 個

マイクロピペット　50 μL・100 μL・1000 μL

恒温槽，試験管ミキサー

蛍光光度計（図 6-6）

蛍光分析について

分子に光を当てると，吸収した光のエネルギーを熱ではなく光として放出することがある．この発光を蛍光という．ホタルが光るのもルシフェリンという分子の発光現象である．蛍光光度計では，分子に当てる光の波長（励起波長）と分子から放出される光の波長（蛍光波長）を設定し，蛍光強度を測定することにより試料（この実験では 4-MU）の濃度を調べることができる．

吸光度を測定する方法に比べて蛍光強度を測定する方法のほうが，検出感度が約 1000 倍高いので，より低濃度の試料を測定することが可能である．

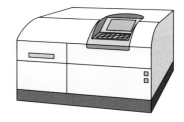

図 6-6　蛍光光度計

第6章

(3) 実験

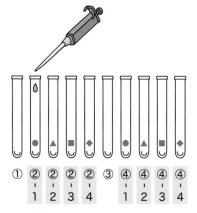

濃度の異なる阻害剤溶液を入れる

試験管を10本用意する. ②, ④のそれぞれ4本の試験管(②-1～②-4ならびに④-1～④-4)に濃度の異なる阻害剤溶液(f)を20μLを入れる.

①～④のすべての試験管に基質溶液(e)を200μL加える.

①～④のすべての試験管に基質溶液(e)を200μL加える.

試薬(a)の緩衝液を①には200μL, ②-1～②-4には180μL, ③には100μL, ④-1～④-4には80μL加える.

37℃

③と④-1～④-4に酵素溶液(d)を100μL加え, 試験管ミキサーで撹拌したあとすべての試験管を37℃の恒温槽に20分間放置する.

20分放置

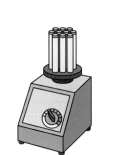

20分間放置後, すべての試験管に0.1 M塩酸溶液(c)1 mLと0.1 Mクエン酸溶液(b)2 mLを順次加え, 試験管ミキサーで撹拌する.

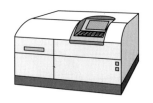

すべての試料溶液について蛍光光度計(励起波長360 nm, 蛍光波長450 nm)で蛍光強度を測定する.

測定で得られた蛍光強度から各試料の阻害率を以下の式を用いて求める.
阻害率(%)={ (③-①) - (④-②) } / (③-①) × 100
①, ②(②-1～②-4), ③, ④(④-1～④-4)は, それぞれの蛍光強度

（4）考　察

　実験で使用した阻害剤のケルセチンは，濃度が高くなるに従いリパーゼ阻害活性が高くなった．このことは，一定量のケルセチンを含む食品を日ごろから摂取することで，余分な脂質の吸収を抑え，脂質吸収過多による生活習慣病にかかるリスクを抑えることが期待される．ケルセチンを多く含む食品としては，タマネギ（10～50 mg/100 g 新鮮重），緑茶（5～10 mg/100 mL），アスパラガス（10～40 mg/100 g 新鮮重），ピーマン（10 mg/100 g 新鮮重），リンゴ（5 mg/100 g 新鮮重）などがある．ケルセチンのほかにもリパーゼ阻害活性を示す化合物は報告されている．化合物同士の阻害活性を比較する際の指標となるのが，阻害率 50% の時の阻害剤の濃度を表す IC_{50} 値である．リパーゼ阻害活性を示す化合物の IC_{50} 値は，柑橘類に含まれるヘスペリジンが 0.05 mM，緑茶に含まれる没食子酸エピガロカテキンが 0.0003 mM である．紹介した 3 種類はすべてポリフェノールというグループに属する化合物であり，植物性食品に含まれる成分である．そのため，日頃から野菜や果物を多く摂って，生活習慣病にかからないよう心がけよう．

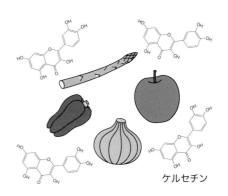

ケルセチン

（5）応用実験

　野菜や果物を毎日摂ることは，生活習慣病を予防するために役立つ．そこで，様々な植物性食品のリパーゼ阻害活性を調べる．

　ホウレン草 50 g を包丁で切り刻み，実験で使用する緩衝液を 30 mL 加え，ミキサーで粉砕する．得られた粉砕液を 3 枚重ねのガーゼでろ過し，10,000 g，20 分の遠心上清を 50 mL 容メスフラスコに移し，同じ緩衝液で定容としたものを試料とする．この試料をケルセチンの代わりに用いて，リパーゼ阻害活性を調べる．ホウレン草以外の野菜や果物でも同じ方法で試料を調製して，リパーゼ阻害活性を調べる．

（6）調べてみよう

① リパーゼ阻害活性を示す植物性食品がほかにもあるのか調べよう．
② 考察で紹介した 3 種類の化合物以外に，リパーゼ阻害活性を示す植物成分がほかにもあるのか調べよう．
③ 実験の目的で紹介した茶カテキンは，体脂肪が気になる方に適する保健機能成分として知られているが，効果を示すための 1 日当たりの摂取目安量を調べよう．
④ ③で得られた摂取目安量を緑茶で摂取するためには，1 日にどれくらい緑茶を飲む必要があるのか調べよう．

第6章

4. ヒアルロニダーゼ阻害活性測定法

(1) 実験の目的

　ヒアルロニダーゼはヒアルロン酸を分解する酵素で，体内に広く分布している．食物や花粉などの抗原による刺激でマスト細胞がヒスタミンを放出する際に，ヒアルロニダーゼが関与していると考えられている．Ⅰ型アレルギーであるアレルギー性鼻炎，気管支喘息，蕁麻疹，アトピー性皮膚炎などの症状は，ヒスタミンが過剰に放出されたことが原因である．また，ヒアルロニダーゼにより皮膚のヒアルロン酸が分解することは，肌の保湿力

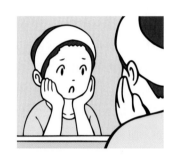

を低下させる一因とも考えられている．そのため，食品成分によるヒアルロニダーゼ阻害活性を調べることにより，アレルギー性鼻炎やアトピー性皮膚炎などの疾病に対する予防改善について理解することが目的である．

　この実験では，ヒアルロン酸をヒアルロニダーゼにより分解することで生じる N-アセチルグルコサミンを p-ジメチルアミノベンズアルデヒドで呈色し，585 nm の吸光度を測定する．ヒアルロニダーゼの働きを抑える成分の有無による吸光度の変化から阻害活性を評価する（図6-7）．

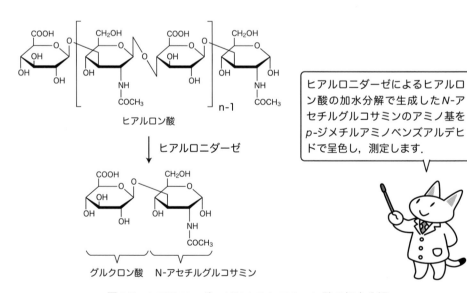

図6-7　ヒアルロニダーゼによるヒアルロン酸の加水分解

(2) 実験の準備

① 実験材料と試薬

試薬 (a) 0.1 M 酢酸緩衝液（pH 4.0）：0.1 M 酢酸 82 mL に 0.1 M 酢酸ナトリウムを 18 mL 加え，pH が 4.0 になるように調整する（巻末資料 12 参照）.

試薬 (b) 0.4 M 水酸化ナトリウム溶液：水酸化ナトリウムを水に溶解して調製する.

試薬 (c) 0.8 M ホウ酸溶液（pH 9.1）：0.8 M ホウ酸 50 mL に 1 M 水酸化ナトリウムを加えて pH 9.1 とし，水を加えて 100 mL に調整する.

試薬 (d) 10 M 塩酸溶液：水に濃塩酸を加えて調製する.

試薬 (e) p-ジメチルアミノベンズアルデヒド（p-DABA）溶液：p-DABA 2 g に試薬（d）の 10 M 塩酸 2.5 mL と酢酸 17.5 mL の混合液を加えて溶解し，1 晩冷蔵保存する. 使用直前に酢酸で 10 倍希釈する.

試薬 (f) 活性化液：コンパウンド 40/80 3 mg を 0.1 M 酢酸緩衝液 10 mL に溶解し調製する.

試薬 (g) 酵素：ウシ睾丸ヒアルロニダーゼ（タイプ IV-S，750-3000 units/mg）を 4000 units/mL となるように 0.1 M 酢酸緩衝液で溶解し調製する.

試薬 (h) 基質：ヒアルロン酸ナトリウムを 0.1 M 酢酸緩衝液で溶解し 0.4 mg/mL となるように調製する.

試薬 (i) 阻害剤：2 mM 没食子酸：没食子酸を 5 容量 % のジメチルスルフォキシドで予め溶解し 0.1 M 酢酸緩衝液を加え 2 mM の阻害剤溶液を調製した後，等量の 0.1 M 酢酸緩衝液で順次希釈して，1 mM，0.5 mM，0.25 mM の阻害剤溶液を調製する.

② 器具・機械

試験管　10 本

試験管立て　1 個

マイクロピペット　50 μL・100 μL・1000 μL

恒温槽，試験管ミキサー

分光光度計

没食子酸は，茶葉やラズベリーの葉など広く植物に含まれるポリフェノール化合物の 1 種です.

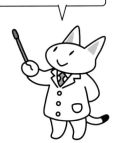

第6章

(3) 実　験

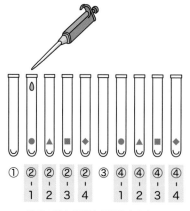

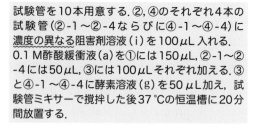

試験管を10本用意する. ②, ④のそれぞれ4本の試験管 (②-1〜②-4ならびに④-1〜④-4) に濃度の異なる阻害剤溶液 (i) を100 μL 入れる. 0.1 M酢酸緩衝液 (a) を①には150 μL, ②-1〜②-4には50 μL, ③には100 μL それぞれ加える. ③と④-1〜④-4に酵素溶液 (g) を50 μL 加え, 試験管ミキサーで撹拌した後37 ℃の恒温槽に20分間放置する.

①　②-1　②-2　②-3　②-4　③　④-1　④-2　④-3　④-4

濃度の異なる阻害剤溶液を入れる

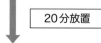
20分放置

20分間放置後, すべての試験管に活性化液 (f) を100 μL 加え, 試験管ミキサーで撹拌した後37 ℃の恒温槽に20分間放置する.

37℃

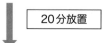
20分放置

20分間放置後, すべての試験管に基質 (h) を250 μL 加え, 試験管ミキサーで撹拌した後37 ℃の恒温槽に40分間放置する.

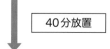
40分放置

40分間放置後, すべての試験管に0.4 M水酸化ナトリウム溶液 (b) を100 μL 加え, さらにホウ酸溶液 (c) を100 μL 加え, 試験管ミキサーで撹拌した後, 沸騰水中に3分間放置する.

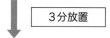
3分放置

3分間放置し, 氷水中で室温に戻した後, 全ての試験管にp-DABA溶液 (e) を3 mL 加え, 試験管ミキサーで撹拌した後37 ℃の恒温槽に20分間放置する.

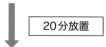
20分放置

すべての試料溶液について分光光度計で585 nmの吸光度を測定する. 測定で得られた吸光度から各試料の阻害率を以下の式を用いて求める.

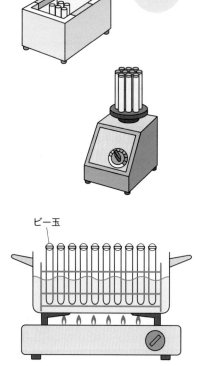
ビー玉

阻害率 (%) ＝ { (③-①) - (④-②) / (③-①) } × 100
①, ②(②-1〜②-4), ③, ④(④-1〜④-4) は, それぞれの吸光度

(4) 考　察

　実験で使用した阻害剤の没食子酸は，濃度が高くなるに従いヒアルロニダーゼ阻害活性が高くなった．没食子酸は，茶葉やラズベリーの葉など広く植物に含まれるポリフェノール化合物の1種である．没食子酸のほかにもヒアルロニダーゼ阻害活性を示す化合物は報告されている．化合物同士の阻害活性を比較する際の指標となるのが，阻害率50%の時の阻害剤の濃度を表すIC$_{50}$値である．ヒアルロニダーゼ阻害活性を示す化合物のIC$_{50}$値は，ローズマリーやレモンバームなどのハーブに含まれるロズマリン酸が0.3 mM，タマネギや緑茶に含まれるケルセチンが23 mM，パセリに含まれるケンフェロールが36.3 mMである．

(5) 応用実験

　野菜や果物の摂取は，生活習慣病を予防するために役立つ．そこで，植物性食品自体のヒアルロニダーゼ阻害活性を調べる．

　試料調製は，脂質分解酵素（リパーゼ）阻害活性測定方法の応用実験に記載した方法で行う．この試料を没食子酸の代わりに用いて，ヒアルロニダーゼ阻害活性を調べてみよう．ほうれん草以外の野菜や果物でも同じ方法で試料を調製して，ヒアルロニダーゼ阻害活性を調べる．

(6) 調べてみよう

① 　ヒアルロニダーゼ阻害活性を示す植物性食品がほかにもあるのか調べよう．
② 　考察で紹介した3種類の化合物以外に，ヒアルロニダーゼ阻害活性を示す植物成分がほかにもあるのか調べよう．
③ 　アレルギーを軽減する効果を示す植物性食品があるのか調べよう．

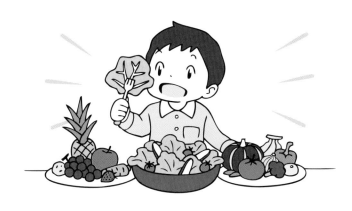

第6章

5. チロシナーゼ阻害活性測定法

(1) 実験の目的

　チロシナーゼは，褐色物質のメラニン生合成に関与するポリフェノールオキシダーゼの1種であり，動植物に広く分布している．アミノ酸の1種であるチロシンがチロシナーゼによりL-ドーパ，ドーパキノンと酸化され，さらに代謝されてメラニンが生成される．皮膚表面で生じるメラニンは，紫外線から我々を守ってくれる大切な物質である．しかし，皮膚にメラニンが多く蓄積すると，色素沈着を起こしシミ・ソバカスを生じ，さらには皮膚の老化を促進する．また，リンゴやバナナ，ヤマイモなど青果類の切断による褐変は，食品としての商品価値を低下させる．そのため，チロシナーゼ阻害剤が化粧品や食品業界で注目されている．これまでに，チロシナーゼ阻害剤としてアルブチン，コージ酸，ビタミンCなどが利用されている．

　この実験では，チロシナーゼにより基質であるL-ドーパが酸化され褐色物質を生成し，475 nmの吸光度を測定することで，チロシナーゼの働きを抑える成分の有無による吸光度の変化から阻害活性を評価する．

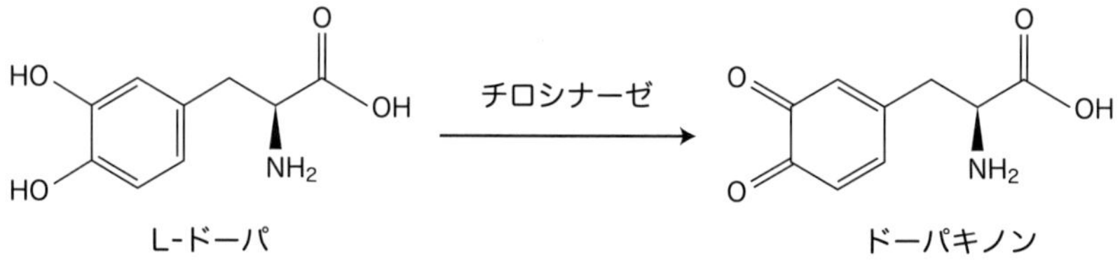

図6-8　チロシナーゼによるL-ドーパの酸化反応

(2) 実験の準備

① 実験材料と試薬

試薬 (a) 0.1 Mリン酸緩衝液（pH6.8）：0.1 Mリン酸二水素ナトリウム51 mLと0.1 Mリン酸水素二ナトリウム49 mLを加えて，pHが6.8となるように調整する（巻末資料12参照）.

試薬 (b) 酵素：マッシュルームチロシナーゼを100 units/mLとなるようリン酸緩衝液に溶解し調製する．

試薬 (c) 基質：2.5 mM L-ドーパ溶液：L-ドーパをリン酸緩衝液に溶解し調製する．

試薬 (d) 阻害剤：0.4 mMコージ酸：コージ酸を5容量％のジメチルスルフォキシドで予め溶解し0.1 Mリン酸緩衝液を加え，0.4 mMの阻害剤溶液を調製した後，等量のリン酸緩衝液で順次希釈して，0.2 mM，0.1 mM，0.05 mMの阻害剤溶液を調製する．

② 器具・機械

試験管　10 本

試験管立て　1 個

マイクロピペット　500 μL・1000 μL

恒温槽，試験管ミキサー

分光光度計

機能性関与成分

　機能性表示食品において，機能を示す成分を機能性関与成分といいます．機能性関与成分は，「表示しようとする機能性に係る作用機序について，*in vitro* 試験及び *in vivo* 試験，又は臨床試験により考察されているものであり，直接的又は間接的な定量確認及び定性確認が可能な成分である．」と定義されています．これまで届け出された機能性表示食品において，機能性関与成分として多く使用されているものには，難消化性デキストリン，GABA，DHA，EPA，ビフィズス菌などがあります．難消化性デキストリンの機能性としては，お腹の調子を整える・中性脂肪を抑える・血糖値の上昇を抑える，などがあります．

　なお，国立研究開発法人　医薬基盤・健康・栄養研究所の「健康食品」の安全性・有効性情報（https://hfnet.nibiohn.go.jp/）や独立行政法人　工業所有権情報・研修館の「特許情報プラットフォーム」（https://www.j-platpat.inpit.go.jp/web/all/top/BTmTopPage）で食品の機能性・安全性に関する最新の情報を調べてみましょう．

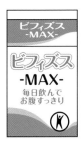 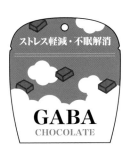 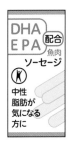

第6章

(3) 実験

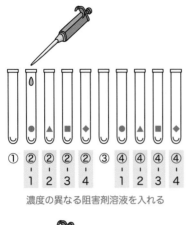

濃度の異なる阻害剤溶液を入れる

試験管を10本用意する．②，④のそれぞれ4本の試験管（②-1〜②-4ならびに④-1〜④-4）に濃度の異なる阻害剤溶液（d）を1000 μL入れる．

①〜④のすべての試験管に基質溶液（c）を500 μL加える.

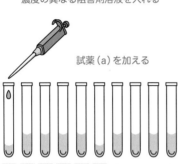

試薬（a）を加える

試薬（a）の緩衝液を①には1500 μL，②-1〜②-4には500 μL，③には1000 μL加える.

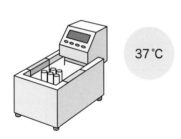

③と④-1〜④-4に酵素溶液（b）を500 μL加え，試験管ミキサーで撹拌したあと37℃の恒温槽に15分間放置する.

37℃

15分放置

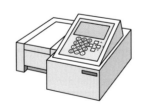

15分間放置後，すべての試料溶液について分光光度計で475 nmでの吸光度を測定する.

測定で得られた吸光度から各試料の阻害率を以下の式を用いて求める.
阻害率（%）＝{（③-①）-（④-②）/（③-①）} × 100
①，②（②-1〜②-4），③，④（④-1〜④-4）は，それぞれの吸光度

（4）考　察

　実験で使用した阻害剤のコージ酸は，濃度が高くなるに従いチロシナーゼ阻害活性が高くなった．コージ酸は，みそやしょうゆ，清酒を作るために利用される麹菌（*Aspergillus oryzae*）の生産する抗生物質として初めて報告された．コージ酸のほかにもチロシナーゼ阻害活性を示す化合物は報告されている．化合物同士の阻害活性を比較する際の指標となるのが，阻害率 50% の時の阻害剤の濃度を表す IC_{50} 値である．チロシナーゼ阻害活性を示す化合物の IC_{50} 値は，ナシやコケモモに含まれるアルブチンが 83 mM，たまねぎや緑茶に含まれるケルセチンが 0.1 mM，柑橘類に含まれるナリンギンが 1.9 mM である．

（5）応用実験

　野菜や果物などの摂取は，生活習慣病を予防するために役立つ．そこで，植物性食品自体のチロシナーゼ阻害活性を調べる．

　試料調製は，脂質分解酵素（リパーゼ）阻害活性測定方法の応用実験に記載した方法で行う．この試料をコージ酸の代わりに用いて，チロシナーゼ阻害活性を調べる．ほうれんそう以外の野菜や果物でも同じ方法で試料を調製して，チロシナーゼ阻害活性を調べる．

（6）調べてみよう

① 　チロシナーゼ阻害活性を示す植物性食品がほかにもあるのか調べよう．
② 　考察で紹介した 4 種類の化合物以外に，チロシナーゼ阻害活性を示す植物成分がほかにもあるのか調べよう．
③ 　皮膚の老化を抑える効果を示す植物性食品があるのか調べよう．
④ 　酵素による褐変反応を抑える方法について調べよう．

機能性表示食品

　機能性を表示できる食品は，これまで特定保健用食品や栄養機能食品に限られていましたが，2015（平成 27）年 4 月から「機能性表示食品」制度が新しく始まりました．機能性表示食品とは，生鮮食品を含むすべての食品を対象とし，国の定めるルールに従い，事業者の責任において食品の安全性と科学的根拠に基づき機能性を表示した食品です．なお，販売前に安全性及び機能性の根拠となる情報などを消費者庁長官に届け出したものです．

　機能性表示食品の届出件数は累計で約 7,000 品目となっています（2023 年 5 月現在）．「お腹の調子を整える」，「体脂肪を減らす」，「中性脂肪を抑える」，「血圧が高めの方に適する」，「眼の調子を整える」などの機能性を表示できるこの食品の市場規模は，約 5,000 億円と需要が増加しており今後ますます拡大することが見込まれる分野です．なお，消費者庁に機能性表示食品の届出情報検索のサイト（www.fld.caa.go.jp/caaks/cssc01/）があるので，どのような食品があるのか調べてみましょう．

第6章

6. 抗酸化活性測定法

1) DPPHラジカル消去活性の測定

　生体内で過剰に発生した活性酸素は，老化や，がん，動脈硬化などのさまざまな疾病の一因になるといわれており，食品由来の抗酸化物質の摂取はそのような疾病の予防に有効であると考えられる．

　食品の抗酸化活性を評価する方法として，比較的容易に測定可能であるDPPH（1,1-diphenyl-2-picrylhydrazyl）を用いた分光分析法，HPLC分析法などの方法がある．

　DPPHラジカル消去活性法は，520 nm付近に極大吸収を持つ安定な紫色のラジカルであるDPPHを用いる方法である．ラジカル消去物質（抗酸化物質）が存在すると水素を奪って非ラジカル（淡黄色）に変化し，520 nm付近の吸収が消失する（図6-9）．この色の変化を測定することによって食品（試料）の抗酸化活性の評価となる．DPPHラジカル消去活性はTrolox（（±）-6-Hydroxy-2,5,7,8-tetramethylchroman-2-carboxylic acid）を標準物質として用い，Trolox相当量として算出する．

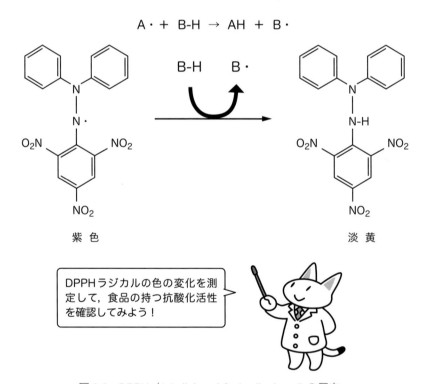

図6-9　DPPH（1,1-diphenyl-2-picrylhydrazyl）の反応

（1）実験の準備（分光分析法）

① 実験材料と試薬

実験材料

　果物（りんご，みかん，ぶどうなど），野菜類（玉ねぎ，赤しそ，トマトなど）茶，
コーヒー，りんごジュースなど

試薬

試薬（a）200 mmol/L MES（2-morpholioethanesulphonic acid）緩衝液（pH 6.0）

　　　　MES 42.65 g ± 0.01 g を 1 L ビーカーにはかり取り，900 mL の脱イオン水を入
　　　　れ，攪拌，溶解する．飽和水酸化ナトリウム水溶液を加えて，pH を 6.0 に調整後，
　　　　脱イオン水で 1 L に定容する．※冷蔵保存する

試薬（b）400 μmol / L DPPH（1,1-diphenyl-2-picrylhydrazyl）溶液

　　　　遮光した 200 mL 容ビーカーもしくは褐色瓶に DPPH 15.76 mg，エタノール
　　　　100 mL をはかり，30 ～ 60 分間かけて攪拌，溶解する．DPPH 溶液は用時調製し，
　　　　調製後は 120 分以内に使用することが望ましい．

試薬（c）50 % エタノール水溶液

試薬（d）20 % エタノール水溶液

試薬（e）2.0 mmol / L Trolox（（±）-6-Hydroxy-2,5,7,8-tetramethylchroman-2-carboxylic acid）溶液

　　　　Trolox（Aldrich 社製）12.51 mg を 50 mL ビーカーにはかり取る．50 % エタノー
　　　　ル水溶液を加えて攪拌，溶解し，50 % エタノール水溶液で 25 mL に定容する．
　　　　※冷凍保存する

試薬（f）100 μmol / L Trolox 溶液

　　　　試験管にマイクロピペットで 2.0 mmol/L Trolox 溶液（500 μL）を入れ，50 %
　　　　エタノール水溶液（9.5 mL）添加し，よく混ぜる．※使用直前に調製する

② 器具・機械

　　試験管　9 本，メスフラスコ，駒込ピペット，マイクロピペット，
　　遠心分離機，分光光度計，試験管ミキサー，ホモジナイザー

第6章

＊ホモジナイザーとは，不溶性の物質（液滴や軟質固体）
　を微細化し，液体中に均一に分散させて懸濁液を作る
　装置である．

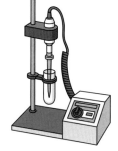

ホモジナイザー

（2）実験

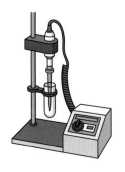

試料抽出液の調製

①試料2.0 gを正確に遠心沈殿管にはかり取り，80 ％エタノール溶液8.0 mLを加え，ホモジナイザーでホモジナイズする．

②遠心分離は，3,000 rpm（1,870 × g）で，5分間行い，上清は25 mL メスフラスコに回収する．

③残渣物に80 ％エタノール溶液6.0 mLを加え，同様の操作を2回繰り返す．

④回収した上清液を80 ％エタノール溶液で25 mLに定容し，ろ過したものを試料抽出液とする．

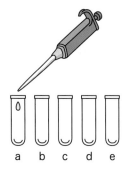

Trolox 標準曲線の作成

①a〜eの試験管に100 μmol/L Troloxおよび各試薬をそれぞれ分注し，試験管ミキサーで撹拌する．

	a	b	c	d	e
Trolox (nmol/assay)	0	40	80	120	160
100 μmol/L Trolox (mL)	0	0.4	0.8	1.2	1.6
50 ％エタノール溶液 (mL)	2.0	1.6	1.2	0.8	0.4
200 mmol/L MES 緩衝液（mL）	1.0				

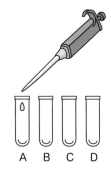

試料の測定

①試料抽出液3.0 mLに20 ％エタノール溶液3.0 mLを加える．
※この溶液がTrolox標準曲線より高い場合は50 ％エタノール溶液を用いてさらに希釈する．

②A〜Dの試験管に①で希釈した試料溶液および各試薬をそれぞれ分注し，試験管ミキサーで撹拌する．

	A	B	C	D
希釈した試料抽出液 (mL)	0.4	0.8	1.6	1.6
50 ％エタノール溶液 (mL)	1.6	1.2	0.4	0.4
200 mmol/L MES 緩衝液（mL）	1.0			

③a〜e，A〜Cに400 μmol/L DPPH溶液を1.0 mL，Dにはエタノールを1.0 mL分注し，試験管ミキサーで撹拌後に室温で20分間放置した後，520 nmの吸光度を測定する．

(3) 実験結果

① 結果の整理

測定した各吸光度を記入する.

	Trolox (nmol / assay)	吸光度 (A520)
a	0	
b	40	
c	80	
d	120	
e	160	

	試料抽出液 原液添加量（mL）	吸光度 (A520)	補正吸光度値
A			
B			
C			
D			

② Trolox 標準曲線の作成

Trolox 標準希釈溶液のデータを用いて標準曲線を作成し，$Y_1 = a_1 X + b_1$ の式を求める.

横軸：Trolox（nmol/assay）

縦軸：吸光度（A520）

③ 補正吸光度値の算出

試料そのものが 520 nm で吸光度を示す場合（例：アントシアニン），DPPH 溶液の代わりにエタノールを添加し，試料そのものの吸光度値を差し引き吸光度値の補正を行う.

例：0.4 mL の希釈した試料抽出液を添加した A の補正吸光度値を算出する場合

$$補正吸光度値 = 吸光度 - D の吸光度 \times \frac{0.4}{1.6}$$

④ 試料による曲線の作成

A~C のデータを用いて曲線を作成し，$Y_2 = a_2 X_2 + b_2$ の式を求める.

横軸：試料抽出液原液添加量（mL）

縦軸：吸光度（A520）または補正吸光度値

⑤　DPPH ラジカル消去活性（F）を求める

$$F（\mu mol\text{-}Trolox\ 相当量\ /\ L）= \frac{試料の傾き（a_2）}{Trolox\ の傾き（a_1）} \times \frac{1}{1000} \times 1000$$

（4）その他の測定法（HPLC 分析法）

　DPPH ラジカル消去活性の測定は，安定した紫色のラジカルである DPPH を使用し，色の変化を測定することによって抗酸化活性の評価を行うため，着色している食品には用いることができない．しかしながら，高速液体クロマトグラフィー（HPLC）を用いて分析を行うことによって，着色している食品試料についても測定が可能となる．

　HPLC 装置は，ポンプ，波長 517 nm の吸収を検出できる UV-VIS 検出器，20 mL のループがついたものとし，あらかじめ，ベースラインが安定するまで慣らし運転をしておく．

　分析条件は，カラム 4.6 × 150 mm 程度の Octyl カラム，移動相 30 % エタノール水溶液，流速 1 mL/分，検出波長 517 nm とし，標準物質は Trolox または α-トコフェロールを用いる．

　分析開始後 8 〜 10 分周辺に出るピークが DPPH によるピークであるため，その面積を測定し，DPPH ラジカル消去活性算出する．

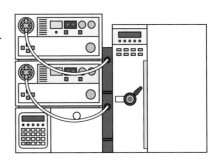

試料を溶かした溶液を移動相と呼ばれる液体の流れにのせて，固定相（固体又は液体）を通過させ，通過する速度の違いを利用して成分を分離します．

高速液体クロマトグラフィー（HPLC）

活性酸素と抗酸化物質の働きを理解しよう！！

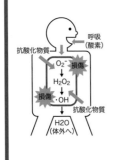

　呼吸によって取り込まれる酸素の一部は，スーパーオキシド（O_2^-），過酸化水素水（H_2O_2），ヒドロキシラジカル（・OH）などの反応性の高い活性酸素に変化します．これらは生体成分と反応し損傷を与え，この損傷がさまざまな疾病に繋がると懸念されています．

　一方，抗酸化物質は，活性酸素の発生予防や活性酸素の連鎖反応を阻止する働き（抗酸化作用）を持つため，抗酸化作用を持つ食品の摂取が，生活習慣病などの疾病予防に効果的であると考えられています．

7. 機能性成分測定法

1）総ポリフェノール含量の測定

　ポリフェノールとは，ベンゼン環に複数の水酸基あるいはメトキシ基を持つ化合物の総称である．食品中のポリフェノールは，生体内での抗酸化作用をはじめ数多くの健康機能性に関与していることが報告され，機能性成分として注目されている成分である．

　ポリフェノール類の総量の簡便な定量法として，フォーリン試薬を用いる発色法のフォーリン・チオカルト法があり，茶葉や茶飲料のポリフェノール総量の分析法として ISO の公定法に採用されている．

　フォーリン・チオカルト法は，フォーリン試薬（フェノール試薬）がフェノール性水酸基により還元されて呈色する．これを測定することによって総ポリフェノール含量を算出する方法である．

（1）実験の準備

① 実験材料と試薬

実験材料

　　果物（りんご，みかん，ぶどうなど），野菜類（玉ねぎ，赤しそ，トマトなど），

　　茶，コーヒー，りんごジュースなど

試薬

試薬（a）80 %（v/v）エタノール溶液

試薬（b）10 %（v/v）フェノール試薬希釈液

試薬（c）7.5 %（w/v）炭酸ナトリウム溶液　＊室温で 1 か月保管可能

試薬（d）没食子酸標準液（1 mg / mL）　＊使用可の期間 1 週間

　　　　没食子酸 100 mg を正確にはかり取り，80 mL 程度の脱イオン水を加え，マグネットスターラーを用いて攪拌，溶解する．その溶液を 100 mL メスフラスコに移し脱イオン水で 100 mL に定容する

試薬（e）没食子酸標準希釈液（濃度：0.01, 0.02, 0.03, 0.04, 0.05 mg / mL）

　　　　没食子酸標準液（1 mg / mL）を使用して脱イオン水で希釈して調製する

② 器具・機械

　遠心沈殿管，ホモジナイザー，試験管　7 本，メスフラスコ，マイクロピペット，

　分光光度計，遠心分離機，駒込ピペット，試験管ミキサー

第6章

(2) 実　験

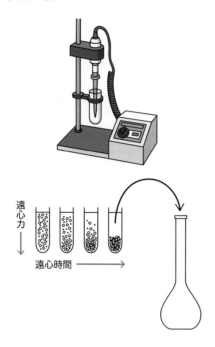

試料抽出液の調製

①試料2.0 gを正確に遠心沈殿管にはかり取り, 80％エタノール溶液8.0 mLを加え, ホモジナイザーでホモジナイズする.

②遠心分離は, 3,000 rpm(1,870 × g)で, 5分間行い, 上清は25 mLメスフラスコに回収する.

③残渣物に80％エタノール溶液6.0 mLを加え, 同様の操作を2回繰り返す.

④回収した上清液を80％エタノール溶液で25 mLに定容し, ろ過したものを試料抽出液とする.

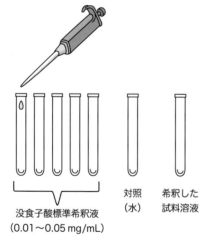

遠心力↓

遠心時間——→

没食子酸標準希釈液
(0.01〜0.05 mg/mL)

対照
(水)

希釈した
試料溶液

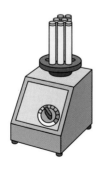

総ポリフェノール含量の測定

①試料溶液1.0 mLを試験管にとり, 水1.0 mLを添加し, 混和する(有機溶媒濃度が濃いと白濁するため水で2倍以上希釈する).
※試料溶液の吸光度が0.05 mg/mL没食子酸標準液より高い場合はさらに水で希釈して用いる.

②没食子酸標準希釈液, 対照(水), 希釈した試料溶液を1.0 mLを別々の試験管に分注する.

③10％フェノール試薬希釈液5.0 mLをすべての試験管に加え, 試験管ミキサーで撹拌混和する.

④10％フェノール試薬希釈液を添加した3〜8分以内に, 7.5％(w/v)炭酸ナトリウム溶液4.0 mLをすべての試験管に加え, 試験管ミキサーで撹拌混和する.

⑤室温で60分間放置後, 分光光度計で765 nmの吸光度を測定する.

（3）実験結果

① 結果の整理

試料抽出液の調製

試料名：＿＿＿＿＿＿＿＿＿＿＿＿＿

試料採取量（a）：＿＿＿＿＿＿＿g

試料抽出液の総量（b）：＿＿＿＿＿＿＿＿mL

吸光度の測定

		吸光度 （A765）	吸光度（A765）－ 対照吸光度
対照	0 mg / mL		
没食子酸標準希釈液	0.01 mg / mL		
	0.02 mg / mL		
	0.03 mg / mL		
	0.04 mg / mL		
	0.05 mg / mL		
希釈した試料溶液			

② 没食子酸標準曲線の作成

対照，没食子酸標準希釈溶液の吸光度を用いて検量線を作成する．

横軸：没食子酸濃度（mg / mL）

縦軸：没食子酸標準希釈液の吸光度（A765）－ 対照吸光度

③ 希釈した試料溶液中の総ポリフェノール含量の算出

検量線から希釈した試料溶液中の総ポリフェノール含量（mg / mL）を求める．

希釈した試料溶液中の総ポリフェノール含量（A）：＿＿＿＿＿＿＿ mg / mL

④ 試料中の総ポリフェノール含量（mg / g）の算出

$$総ポリフェノール含量（mg / g）＝ A \times 試料溶液の希釈倍率 \times b \times \frac{1}{a}$$

（4）調べてみよう

ポリフェノールは，ほとんどの植物に含まれている成分である．どのような食品にどのような成分を含んでいるか調べよう．

第6章

2) アントシアニンの測定

　アントシアニンはフラボノイドに属し，穀物，野菜，果実などに存在する色素成分の一種である．アントシアニンは一般にアントシアニジンに糖や有機酸が結合した化学構造で存在しており，酸性条件下において赤，青，紫の色を呈する．また，アントシアニンは抗酸化性,血圧上昇抑制作用,抗変異原性作用などの機能性を持つことが明らかになっている．

　本項では，アントシアニンの分離を行わず，分光光度計で吸光度を測定し，シアニジン-3-グルコシド相当としてアントシアニン総量を測定する pH differential 法を用いる．

(1) 実験の準備

① 実験材料と試薬

実験材料

　赤ワイン，ぶどう，ブルーベリー，なす，黒豆，小豆，黒米など

試薬

試薬 (a) 40% メタノール － 0.5 % トリフルオロ酢酸溶液

　　　　　脱イオン水（600 mL）にメタノール（400 mL），トリフルオロ酢酸（0.5 mL）を加える．

試薬 (b) 0.025 mol/L 塩化カリウム － 塩酸緩衝液（pH 1.0）

　　　　　塩化カリウム　1.86 g を 1 L ビーカーにはかり取る．980 mL の脱イオン水を入れ，マグネットスターラーを用いて撹拌，溶解する．塩酸を加えて，pH を 1.0 に調整する．溶液を 1 L メスフラスコに移し，脱イオン水で 1 L に定容する．

試薬 (c) 0.4 mol/L 酢酸ナトリウム － 塩酸緩衝液（pH 4.5）

　　　　　酢酸ナトリウム　54.43 g を 1 L ビーカーにはかり取る．970 mL の脱イオン水を入れ，マグネットスターラーを用いて撹拌，溶解する．塩酸を加えて，pH を 4.5 に調整する．1 L メスフラスコに移し，脱イオン水で 1 L に定容する．

② 器具・機械

　メンランフィルター（孔径：0.2 μm，材質：セルロースアセテート製），

　遠心沈殿管，メスフラスコ，駒込ピペット，マイクロピペット，

　分光光度計，遠心分離機，試験管ミキサー

(2) 実　験

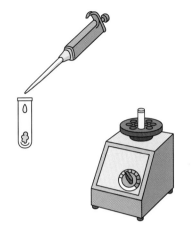

試料抽出液の調製

①試料1.0 gを精秤し，遠心沈殿管にはかりとる.

②40％メタノール－0.5％トリフルオロ酢酸溶液8 mLを加え30秒間撹拌する.

③超音波処理（37℃, 5分間）後, 37℃で10分間抽出する.

超音波処理：1分後と3分後に遠心沈殿管を振る. 10分間抽出：5分後にボルテックスミキサーで30秒間激しく撹拌する.

④遠心分離は, 3,000 rpm（1,870 × g）で, 25℃, 5分間行い, 上清を25 mL 容メスフラスコに回収する. 残差物には 40％メタノール－0.5％トリフルオロ酢酸溶液 8 mL を加え, 同様の操作を2回繰り返す.

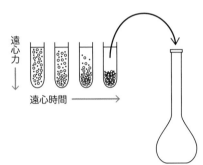

⑤回収した上清を40％メタノール－0.5％トリフルオロ酢酸溶液で25 mLに定容し, 試料抽出液とする.

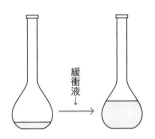

アントシアニンの測定

①試料抽出液5 mLを25 mL容メスフラスコ2本にそれぞれはかりとる.
※吸光度が高すぎる場合は, 試料抽出液の採取量を5 mL以下に変更する.

②1つは0.025 mol/L塩化カリウム - 塩酸緩衝液（pH 1.0）で, もう1つは0.4 mol/L酢酸ナトリウム - 塩酸緩衝液（pH 4.5）を用いて25 mLに定容する.

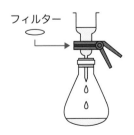

③25 mLに定容した試料抽出液5 mL程度をメンブランフィルターで濾過する.

④分光光度計で520 nmおよび700 nmの吸光度を測定する.

(3) 実験結果

①　結果の整理

試料抽出液の調製

試料名：＿＿＿＿＿＿＿＿＿＿＿

試料の重量（w）：＿＿＿＿＿＿＿＿g

アントシアニンの測定に用いた試料抽出液採取量（e）：＿＿＿＿＿＿＿mL

0.025 mol / L 塩化カリウム−塩酸緩衝液（pH 1.0）で希釈した試料抽出液

吸光度（520 nm）（a）：＿＿＿＿＿＿＿

吸光度（700 nm）（b）：＿＿＿＿＿＿＿

0.4 mol / L 酢酸ナトリウム−塩酸緩衝液（pH 4.5）で希釈した試料抽出液

吸光度（520 nm）（c）：＿＿＿＿＿＿＿

吸光度（700 nm）（d）：＿＿＿＿＿＿＿

②　試料中のアントシアニン含量（g/g）の算出

$$\text{アントシアニン含量（g/g）} = \frac{(a-b)-(c-d) \times 449.2}{26900 \times w} \times \frac{25}{e} \times 25$$

449.2：シアニジン -3- グルコシド分子量（g / mol）

26900：シアニジン -3- グルコシドのモル吸光係数（L × mol^{-1} × cm^{-1}）

(4) 調べてみよう

加工食品や調理におけるアントシアニンの安定性や変化について調べよう．

3）カテキンの測定

　茶に含まれる渋味はポリフェノールの一種であるカテキンが主成分である．カテキンは6種類あるが，茶葉中ではエピカテキン，エピガロカテキン，エピカテキンガレートおよびエピガロカテキンガレートが，多く含まれている．カテキン類は抗酸化作用，生活習慣病予防作用，抗がん作用など，さまざまな機能が報告されている．

　本項では，カテキン総量の測定として，茶の公定法である酒石酸鉄法を用いる．酒石酸鉄法は，酒石酸と鉄が定量的に反応して有色の酒石酸鉄を生成する．この酒石酸鉄を測定することによってカテキンを測定する方法である．

（1）実験の準備

① 実験材料と試薬

実験材料　茶（緑茶），緑茶飲料．

　　　　　　茶葉は粉砕して試料の抽出に使用する．

試薬（a）酒石酸鉄試薬

　　　　　　硫酸第一鉄（7水塩）100 mg と酒石酸ナトリウムカリウム 500 mg を水に溶解し100 mL とする．

試薬（b）0.07 mol / L リン酸緩衝液（pH 7.5）

　　　　　　0.07 mol / L リン酸水素二ナトリウム溶液と 0.07 mol / L リン酸二水素カリウム溶液を混合（84：16）して pH 7.5 に調整する．

試薬（c）没食子酸エチル標準溶液

　　　　　　没食子酸エチルの濃度が 0.05, 0.10, 0.15, 0.20, 0.25 mg / mL の溶液を調製する．

② 器具と機械

　メスフラスコ，オートピペット，分光光度計，電子天秤

■ お茶のカテキンについて知ろう！！ ■

　緑茶中には，（−）エピカテキン，（−）エピガロカテキン，（−）エピカテキンガレート，（−）エピガロカテキンガレートなどの約4種類のカテキンが含まれています．その中でも（−）エピガロカテキンガレートが一番多く，含まれるカテキンの50〜60％を占めています．

　ポリフェノールの仲間であるカテキンにも高い抗酸化作用が確認されており，カテキンの活性酸素除去作用は特に強いという報告があります．

第6章

(2) 実　験

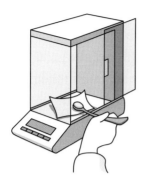

試料抽出液の調製
①粉砕試料0.1gを電子天秤で精秤し，沸騰水50 mLを加え，80℃以上の湯浴で30分間抽出する．

②①を冷却後100 mLに定容し，ろ過したものを試料抽出液とする．
※試料抽出液の吸光度が高い場合は希釈して用いる．緑茶飲料を試料とする場合は，検量線に入るように希釈して用いる．

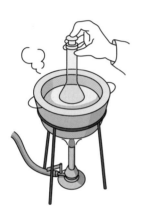

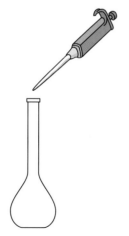

カテキンの測定
①25 mLメスフラスコに試料抽出液5 mL，酒石酸鉄試薬5 mLを加え，0.07 mol/Lリン酸緩衝液（pH 7.5）で25 mLに定容する．

②各没食子酸標準溶液5 mLを用い同様に操作を行う．
対照には蒸留水を用いる．

③5分以上放置後，分光光度計で540 nmの吸光度を測定する．

(3) 実験結果

① 実験結果の整理

試料抽出液の調製

　試料採取量（a）：＿＿＿＿＿＿＿＿ g

　試料抽出液の総量（b）：＿＿＿＿＿＿＿＿ mL

吸光度の測定

		吸光度 （A540）	吸光度（A540） − 対照吸光度
対照	0 mg / mL		
没食子酸エチル 標準溶液	0.05 mg / mL		
	0.10 mg / mL		
	0.15 mg / mL		
	0.20 mg / mL		
	0.25 mg / mL		
試料抽出液			

② 没食子酸エチル標準曲線の作成

　対照，没食子酸エチル標準溶液の吸光度を用いて検量線を作成する．

　　横軸：没食子酸エチル濃度（mg / mL）

　　縦軸：没食子酸エチル標準溶液の吸光度（A540）− 対照吸光度

③ 試料抽出液中のカテキン含量の算出

　検量線より試料抽出溶液中のカテキン含量（mg / mL）を求める．

　試料抽出溶液中のカテキン含量（A）　：＿＿＿＿＿＿ mg / mL

④ 試料中のカテキン含量（mg/g）の算出

$$試料中のカテキン（mg/g）=（A）×1.5^{※1}×\frac{(b)}{5}×\frac{1}{(a)}×試料抽出液の希釈倍数^{※2}$$

　※1　1 mg / mL 濃度の没食子酸エチル溶液と，1.5 mg / mL 濃度の緑茶カテキンの抽出は同程度に発色

　　　するため 1.5 倍にする．

　※2　試料抽出液を希釈して測定に用いた場合のみ．

194

巻末資料

目　次

資料1　Newell & MacFarlane による順位法の検定表

	α = 5 %								α = 1 %							
n \ t	3	4	5	6	7	8	9	10	3	4	5	6	7	8	9	10
3	6	8	11	13	15	18	20	23	–	9	12	14	17	19	22	24
4	7	10	13	15	18	21	24	27	8	11	14	17	20	23	26	29
5	8	11	14	17	21	24	27	30	9	13	16	19	23	26	30	33
6	9	12	15	19	22	26	30	34	10	14	18	21	25	29	33	37
7	10	13	17	20	24	28	32	36	11	15	19	23	28	32	36	40
8	10	14	18	22	26	30	34	39	12	16	21	25	30	34	39	43
9	10	15	19	23	27	32	36	41	13	17	22	27	32	36	41	46
10	11	15	20	24	29	34	38	43	13	18	23	28	33	38	44	49
11	11	16	21	26	30	35	40	45	14	19	24	30	35	40	46	51
12	12	17	22	27	32	37	42	48	15	20	26	31	37	42	48	54
13	12	18	23	28	33	39	44	50	15	21	27	32	38	44	50	56
14	13	18	24	29	34	40	46	52	16	22	28	34	40	46	52	58
15	13	19	24	30	36	42	47	53	16	22	28	35	41	48	54	60
16	14	19	25	31	37	42	49	55	17	23	30	36	43	49	56	63
17	14	20	26	32	38	44	50	56	17	24	31	37	44	51	58	65
18	15	20	26	32	39	45	51	58	18	25	31	38	45	52	60	67
19	15	21	27	33	40	46	53	60	18	25	32	39	46	54	61	69
20	15	21	28	34	41	47	54	61	19	26	33	40	48	55	63	70
21	16	22	28	35	42	49	56	63	19	27	34	41	49	56	64	72
22	16	22	29	36	43	50	57	64	20	27	35	42	50	58	66	74
23	16	23	30	37	44	51	58	65	20	28	35	43	51	59	67	75
24	17	23	30	37	45	52	59	67	21	28	36	44	52	60	69	77
25	17	24	31	38	46	53	61	68	21	29	37	45	53	62	70	79
26	17	24	32	39	46	54	62	70	22	29	38	46	54	63	71	80
27	18	25	32	40	47	55	63	71	22	30	38	47	55	64	73	82
28	18	25	33	40	48	56	64	72	22	31	39	48	56	65	74	83
29	18	26	33	41	49	57	65	73	23	31	40	48	57	66	75	85
30	19	26	34	42	50	58	66	75	23	32	40	49	58	67	77	86
31	19	27	34	42	51	59	67	76	23	32	41	50	59	69	78	87
32	19	27	35	43	51	60	68	77	24	33	42	51	60	70	79	89
33	20	27	36	44	52	61	70	78	24	33	42	52	61	71	80	90
34	20	28	36	44	53	62	71	79	25	34	43	52	62	72	82	92
35	20	28	37	45	54	63	72	81	25	34	44	53	63	73	83	93
36	20	29	37	46	55	63	73	82	25	35	44	54	64	74	84	94
37	21	29	38	46	55	64	74	83	26	35	45	55	65	75	85	95
38	21	29	38	47	56	65	75	84	26	36	45	55	66	76	86	97
39	21	30	39	48	57	66	76	85	26	36	46	56	66	77	87	98
40	21	30	39	48	57	67	76	86	27	36	47	57	67	78	88	99
41	22	31	40	49	58	68	77	87	27	37	47	57	68	79	90	100
42	22	31	40	49	59	69	78	88	27	37	48	58	69	80	91	102
43	22	31	41	50	60	69	79	89	28	38	48	59	70	81	92	103
44	22	32	41	51	60	70	80	90	28	38	49	60	70	82	93	104
45	23	32	41	51	61	71	81	91	28	39	49	60	71	82	94	105
46	23	32	42	52	62	72	82	92	28	39	50	61	72	83	95	106
47	23	33	42	52	62	72	83	93	29	39	50	62	73	84	96	108
48	23	33	43	53	63	73	84	94	29	40	51	62	74	85	97	109
49	24	33	43	53	64	74	85	95	29	40	51	63	74	86	98	110
50	24	34	44	54	64	75	85	96	30	41	52	63	75	87	99	111

t =試料数，n =くり返し数（パネル数）

2試料の順位合計の差の絶対値が表の値以上のとき，2試料の間に有意差あり.

巻末資料

資料2　2点識別試験法のための検定表

n \ a	5 %	1 %	n \ a	5 %	1 %	n \ a	5 %	1 %	n \ a	5 %	1 %
5	5	–	18	13	15	31	21	23	44	28	31
6	6	–	19	14	15	32	22	24	45	29	31
7	7	7	20	15	16	33	22	24	46	30	32
8	7	8	21	15	17	34	23	25	47	30	32
9	8	9	22	16	17	35	23	25	48	31	33
10	9	10	23	16	18	36	24	26	49	31	34
11	9	10	24	17	19	37	24	27	50	32	34
12	10	11	25	18	19	38	25	27	60	37	40
13	10	12	26	18	20	39	26	28	70	43	46
14	11	12	27	19	20	40	26	28	80	48	51
15	12	13	28	19	21	41	27	29	90	54	57
16	12	14	29	20	22	42	27	29	100	59	63
17	13	14	30	20	22	43	28	30			

くり返し数（または，パネル数）が n のとき，正解数が表中の値以上ならば有意．

資料3　2点嗜好試験法のための検定表

n \ a	5 %	1 %	n \ a	5 %	1 %	n \ a	5 %	1 %	n \ a	5 %	1 %
			18	14	15	31	22	24	44	29	31
6	6	–	19	15	16	32	23	24	45	30	32
7	7	–	20	15	17	33	23	25	46	31	33
8	8	8	21	16	17	34	24	25	47	31	33
9	8	9	22	17	18	35	24	26	48	32	34
10	9	10	23	17	19	36	25	27	49	32	34
11	10	11	24	18	19	37	25	27	50	33	35
12	10	11	25	18	20	38	26	28	60	39	41
13	11	12	26	19	20	39	27	28	70	44	47
14	12	13	27	20	21	40	27	29	80	50	52
15	12	13	28	20	22	41	28	30	90	55	58
16	13	14	29	21	22	42	28	30	100	61	64
17	13	15	30	21	23	43	29	31			

くり返し数（または，パネル数）が n のとき，正解数が表中の値以上ならば有意．

資料 4　　砂糖溶液の比重濃度関係表

Brix（%）(17.5℃)	ボーメ度 (17.5℃)	比重	g／L	Brix（%）(17.5℃)	ボーメ度 (17.5℃)	比重	g／L
1	0.55	1.0038	11.2	36	19.80	1.1591	625.0
2	1.10	1.0077	22.6	37	20.30	1.1641	652.9
3	1.70	1.0117	34.3	38	20.80	1.1692	681.0
4	2.20	1.0157	46.3	39	21.40	1.1743	710.3
5	2.80	1.0197	58.5	40	21.90	1.1794	740.7
6	3.30	1.0237	70.9	41	22.40	1.1846	772.1
7	3.70	1.0277	83.6	42	23.00	1.1898	804.6
8	4.40	1.0318	96.5	43	23.50	1.1950	838.2
9	5.00	1.0359	109.9	44	24.00	1.2003	873.0
10	5.55	1.0401	123.4	45	24.60	1.2056	909.0
11	6.10	1.0443	137.3	46	25.00	1.2110	946.5
12	6.70	1.0485	151.5	47	25.60	1.2163	985.1
13	7.20	1.0527	166.0	48	26.10	1.2218	1,025.6
14	7.80	1.0570	180.8	49	26.70	1.2273	1,067.5
15	8.30	1.0613	196.0	50	27.20	1.2327	1,111.1
16	8.90	1.0656	211.5	51	27.70	1.2383	1,156.4
17	9.40	1.0700	227.5	52	28.20	1.2439	1,203.7
18	10.00	1.0744	243.9	53	28.75	1.2495	1,252.9
19	10.50	1.0788	260.6	54	29.30	1.2551	1,304.3
20	11.10	1.0832	277.7	55	29.80	1.2608	1,358.0
21	11.60	1.0877	295.3	56	30.30	1.2665	1,414.1
22	12.20	1.0923	313.4	57	30.80	1.2723	1,473.9
23	12.70	1.0968	320.2	58	31.30	1.2781	1,534.4
24	13.30	1.1014	350.8	59	31.85	1.2840	1,598.9
25	13.80	1.1060	370.3	60	32.40	1.2898	1,666.6
26	14.35	1.1107	390.4	61	32.90	1.2958	1,737.8
27	14.90	1.1154	410.9	62	33.40	1.3017	1,812.8
28	15.40	1.1201	432.1	63	33.90	1.3077	1,891.8
29	16.00	1.1248	453.8	64	34.40	1.3138	1,975.3
30	16.50	1.1296	476.2	65	34.70	1.3198	2,063.5
31	17.10	1.1344	502.4	66	35.40	1.3260	2,156.8
32	17.60	1.1393	522.8	67	35.90	1.3322	2,255.8
33	18.20	1.1442	547.2	68	36.40	1.3384	2,361.1
34	18.70	1.1491	572.4	69	36.90	1.3446	3,474.2
35	19.20	1.1541	598.3	70	37.40	1.3509	2,592.5

Brix（%）はおよその砂糖液の % を示す.
加える砂糖の糖濃度は 90 % の糖度として計算.

出典：種田善一,「農業加工の実際」, 泰文館, 1979

巻末資料

資料5　食塩水溶液

食塩溶液の %	比重	ボーメ度	比重	水100に加える食塩料（g）	増液量（%）
1	1.00725	1	1.0066	1.0	0.3
2	1.01450	2	1.0133	2.0	0.4
3	1.02774	3	1.0201	3.1	0.9
4	1.02899	4	1.0270	4.2	1.2
5	1.03624	5	1.0340	5.3	1.6
6	1.04366	6	1.0411	6.4	1.9
7	1.05108	7	1.0483	7.5	2.3
8	1.05851	8	1.0556	8.7	2.7
9	1.06593	9	1.0630	9.9	3.1
10	1.07335	10	1.0704	11.1	3.5
11	1.08097	11	1.0780	12.4	3.9
12	1.08859	12	1.0837	13.6	4.4
13	1.09622	13	1.0935	14.9	4.8
14	1.10384	14	1.1014	16.4	5.4
15	1.11146	15	1.1095	17.7	5.9
16	1.11938	16	1.1176	20.5	6.9
17	1.12730	17	1.1259	22.0	7.4
18	1.13523	18	1.1342	23.5	8.0
19	1.14315	19	1.1428	25.0	8.6
20	1.15107	20	1.1515	26.6	9.2
21	1.15931	21	1.1603	28.2	9.8
22	1.16755	22	1.1692	29.9	10.6
23	1.17580	23	1.1783	33.3	11.9
24	1.18404	24	1.1875	34.9	12.3

出典：種田善一，「農業加工の実際」，泰文館，1979

資料6　缶・びんについて

① 缶の種類

① 構造による分類	3ピース缶		フタ，胴，底の3つのパーツで構成される．胴の接合方法は溶接缶（溶接による接合），接着缶（ナイロン等の接着剤接合），ハンダ缶（ハンダ接合）があるが，現在は溶接缶が主流である．レトルト殺菌に耐えられる強度があるため汎用性が高い．	
	2ピース缶	打抜き缶 （オーバル缶・角缶）	いわしやサンマなどの小さな魚などに使用	フタと胴の2つのパーツで構成される．
		DR缶 （Draw & Redraw Can）	まぐろなどの大きめの魚に使用	
		DI缶 （Draw & Ironing Can）	ビールや飲料に使用	
		TULC缶 （Toyo Ultimate Can）	DI缶の強度面をカバーして，環境保全性を高めた缶．底が白い．飲料や高温殺菌向けの食品などに使用	
② 材質による分類	アルミニウム缶 （アルミ缶）			
	スチール缶	ブリキ缶	鋼板に錫（すず）をメッキ	
		TFS缶	鋼板表面に電解クロム酸処理	
③ 内面塗装による分類	内面塗装缶		缶の内面が完全に塗装されている缶．畜肉や魚，調理缶，飲料缶に使用	
	内面無塗装缶		フタや底は塗装されているか胴内面は塗装されていない缶．果実缶詰に使用	
	内面ラミネート缶		缶の内面をプラスチックフィルムで被膜した缶．炭酸飲料やコーヒー飲料に使用	

巻末資料

② 缶マーク

　缶詰のフタには品名，賞味期限年月（日）および工場名を表す記号を3段に組み合わせて示してある．最近では容器側面に名称や製造業者が必ず表示されているため缶ブタへの記載を行わず，賞味期限年月（日）のみを表示した製品が多くなっている．

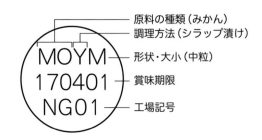

1段目：最初の2文字が原料の種類，3字目が調理方法，4字目が形状・大きさを表している．

2段目：賞味期限年月（日）最初の2文字は年（西暦の下2桁）で残りは月日．缶詰は長期保存が可能なため年月表示でもよい．例は2017年04月01日．

3段目：製造工場記号．この記号は，厚生労働省に届出てあるもので，必要なときにどこの工場で作られたものか分かるようになっている．

原料の種類（一例）

原材料	マーク
たらばがに	JC
さけ（ピンク）	PS
さば	MK
あさり	BC
みかん	MO
もも（白）	PW
もも（黄）	PY
パインアップル	OR
たけのこ	BS
グリーンピース	PR
スイートコーン（黄）	CM
トマト	TM
コーンビーフ	CB
ゆであずき	YA

調理方法（一例）

調理方法	マーク
水煮（生詰）	N
味付	C
シラップ漬	Y
ジュース	JU

形大きさ（一例）

形	マーク
2つ割	H
フレーク（魚類）	・
スライス（果実）	：
大きさ	マーク
大	L
中	M
小	S

③ 食缶の規格

缶名称	内径(mm)	高さ(mm)	内容積(mL)	缶名称	内径(mm)	高さ(mm)	内容積(mL)
1号缶	153.3	176.8	3,100	ポケット4号缶	74.1	30.3	103
2号缶	98.9	120.9	878	ポケット4号DR缶	73.9	28.8	104
3号缶	83.4	113.0	581	携帯缶	74.1	50.5	189
4号缶	74.1	113.0	458	3号シリンダー缶	105.1	176.8	1,462
5号缶	74.1	81.3	322	ベビーフード1号缶	52.4	72.5	143
6号缶	74.1	59.0	226	160グラム缶	52.4	88.3	168
7号缶	65.4	101.1	317	200グラム缶	52.4	104.3	203
特殊7号缶	65.4	75.7	233	250グラム缶	52.4	132.8	264
8号缶	65.4	52.7	155	350グラム缶	65.4	121.8	383
平1号缶	98.9	68.5	470	500グラム缶	65.4	167.8	536
平2号缶	83.4	51.1	240	650グラム缶	74.0	167.8	691
平3号缶	74.1	34.4	121	200DI缶	52.6	110.0	217
かに2号缶	83.4	55.9	266	250DI缶	52.6	132.8	265
かに3号缶	74.1	39.2	139	350DI缶	65.8	122.4	380
小型1号缶	52.4	88.4	178	500DI缶	65.8	166.7	524
小型2号缶	52.4	52.7	100	200グラムTULC	52.0	104.0	203
マッシュルーム1号缶	52.4	56.7	105	280グラムTULC	65.4	99.8	302
マッシュルーム2号缶	65.4	69.2	211	350グラムTULC	65.4	120.5	371
マッシュルーム3号缶	74.1	95.3	383	350mLTULC	65.9	122.2	375
マッシュルーム4号缶	83.4	142.3	732	だ円1号缶	158.9×106.7	38.5	448
コーン4号缶	74.1	112.0	451	だ円3号缶	125.7×83.0	31.5	225
コーン7号缶	65.4	80.3	246	角3号缶B	106.2×74.6	22.0	121
ツナ1号缶	98.9	59.0	402	角5号缶	103.4×59.5	30.0	135
ツナ2号缶	83.4	45.5	212	コンビーフ2号缶	61.6×41.5 / 68.0×50.3	80.5	193
ツナ2号DR缶	83.2	44.1	213	コンビーフ3号缶	61.6×41.5 / 68.0×50.3	46.7	101
ツナ3号缶	65.4	39.2	110	ランチョンミート1号缶	92.5×46.3	92.5	360
ツナ3号DR缶	65.4	37.8	111	ランチョンミート2号缶	81.5×39.8	71.5	195
ツナ2キロ缶	153.3	113.8	1,961	100号缶	74.0	32.1	100
果実7号缶	65.4	81.3	251	180号缶	83.3	42.9	181
ポケット2号缶	98.9	36.3	226	角5号テーパー缶	103.6×59.8	30.0	127
ポケット3号缶	83.4	30.3	125				

出典：日本缶詰協会資料より

巻末資料

資料7　食品包装使用される主なプラスチックの特性と用途

JIS略語	樹脂名		常用耐熱温度（℃）	特徴	主な用途
PE	ポリエチレン	低密度ポリエチレン	70 〜 90	水より軽く，耐水性，耐薬品性に優れるが耐熱性に乏しい．	包装材（袋，ラップ，食品チューブ），牛乳パックの内張りフィルム
		高密度ポリエチレン	90 〜 110	耐水性，耐薬品性に優れ，低密度ポリエチレンより耐熱性，剛性が高い．	包装材（フィルム，袋，食品容器）
PP	ポリプロピレン		100 〜 140	最も比重が小さい．耐熱性が高い．	包装フィルム，食品容器，キャップ
PVC	塩化ビニル樹脂（ポリ塩化ビニル）		60 〜 80	燃えにくい．軟質と硬質がある．水に沈む．	ラップフィルム
PS	ポリスチレン（スチロール樹脂）	ポリスチレン	70 〜 90	透明で剛性がある．着色が容易．一部の油脂に侵されることがある．	食品容器
		発泡ポリスチレン	70 〜 90	軽くて剛性がある．断熱保温性に優れている．	魚箱，食品用トレイ，カップ麺の容器
SAN	AS 樹脂		80 〜 100	透明性，耐熱性に優れている．	食品保存容器
PET	ポリエチレンテレフタレート（PET 樹脂）	延伸フィルム 〜 200		強靭で，透明性，ガスバリア性に優れている．	包装フィルム
		無延伸シート 〜 60		透明性，耐油性，成形加工性，耐薬品性に優れている．	惣菜，ケーキの容器，飲料カップ
		耐熱ボトル 〜 85		強靭で，透明性，ガスバリア性に優れている．	飲料，醤油，酒類などの容器（ペットボトル）
PVDC	塩化ビニリデン樹脂（ポリ塩化ビニリデン）		130 〜 150	無色透明で，耐薬品性，ガスバリア性に優れている．	ラップフィルム，ハム，ソーセージケーシング

資料：日本プラスチック工業連盟資料を一部改変

資料8　塩の種類と品質規格

① 塩の種類

名称		製造方法
海塩	イオン膜・立釜法	海水を原料として製造された食用塩 イオン膜を利用して海水から濃い塩水をつくり，その後煮つめて結晶化する
	溶解・立釜法	外国から輸入した天日塩を水に溶かして濃い塩水をつくり，その後煮つめて塩を結晶化する
岩塩	採掘法	天然の岩塩鉱から採掘された食用塩
	溶解法	岩塩鉱の塩を一旦溶かした塩水又は地下塩水から製造した食用塩
湖塩		塩湖から採取又は採掘された食用塩
天日塩		塩田，流下盤，枝条架，ネット等を用いて，主に太陽熱又は風力によって水分を蒸発させる方法により結晶化した食用塩
焼き塩		結晶化した塩を高温になるまで加熱することによって，塩の成分の一部又は全部を変化させた食用塩
藻塩		海水の中に海藻を浸漬して製塩した食用塩又は海藻抽出物，海藻灰抽出物若しくは海藻浸漬により製造された粗製海水塩化マグネシウムを添加した食用塩
フレーク塩		鱗片状結晶が大部分を占める食用塩

参考：食用塩公正取引協議会，塩事業センター資料

巻末資料

② 塩の品質規格

種　類	品　質　規　格				
	NaCl	Ca	Mg	K	SO₄⁻
食塩	99 %以上	基準 0.02 %	基準 0.02 %	0.25 %以下	−
にがり食塩	97 %以上	−	基準 0.15 %	−	−
並塩	95 %以上	基準 0.06 %	基準 0.08 %	0.25 %以下	−
食卓塩	99 %以上	30 mg / kg 以下	0.13%以下	35 mg / kg 以下	70 mg / kg 以下
クッキング・ソルト	99 %以上	30 mg / kg 以下	0.13 %以下	35 mg / kg 以下	70 mg / kg 以下
精製塩	99.5 %以上	27 mg / kg 以下	0.11 %	35 mg / kg 以下	70 mg / kg 以下

種　類	品　質　規　格			
	その他	添加物	粒度	色相
食塩	重金属イオン　10 mg / kg 以下 水銀　0.1 mg / kg 以下 ヒ素　0.5 mg / kg 以下 カドミウム　0.5 mg / kg 以下 鉛　2 mg / kg 以下 銅　2 mg / kg 以下	−	600 〜 150 μm 80 %以上	標本塩と同等以上
にがり食塩		−	600 μm 超 30 %以上	
並塩		−	600 〜 150 μm 80 %以上	
食卓塩		塩基性炭酸マグネシウム 基準　0.4 %	500 〜 300 μm 85%以上	
クッキング・ソルト		塩基性炭酸マグネシウム 基準　0.4 %	500 〜 180 μm 85 %以上	
精製塩		塩基性炭酸マグネシウム 基準　0.3 %	500 〜 180 μm 85 %以上	

参考：（公社）塩事業センター資料

資料9 甘味料の分類

分類	名称	甘味度	エネルギー換算係数 (kcal/g)	その他
糖質系甘味料				
砂糖	ショ糖	1	4	さとうきび，甜菜から製造
でんぷん由来の糖	ブドウ糖	0.64〜0.74	4	でんぷんを酸または酵素で加水分解して製造
	麦芽糖	0.4	4	でんぷんを酵素で分解して製造
	果糖	1.75	4	異性化糖をイオン交換樹脂で吸着させたのちに，溶出して濃縮したもの
	水あめ	0.2〜0.4	4	でんぷんを加水分解する際に部分的にデキストリンを残したもの
	異性化糖	0.7〜1.2 果糖分が多い方が高いが，温度によって左右されやすく低温なほど高い．	4	果糖含有率（糖のうちの果糖の割合）が① 50%未満のものを「ぶどう糖果糖液糖」，② 50%以上90%未満のものを「果糖ぶどう糖液糖」，③ 90%以上のものを「高果糖液糖」という
	イソマルトオリゴ糖	0.4〜0.5	4	グルコースが3〜7個結合した糖のうち分岐構造を持つオリゴ糖の総称
その他の糖	フラクトオリゴ糖	0.25〜0.35	約1.6〜2.2	フラクトース（果糖）が2個以上連結した構造を持つオリゴ糖
	ガラクトオリゴ糖	0.25〜0.35	約2〜3	乳糖にガラクトースが1〜4分子結合したオリゴ糖
	キシロオリゴ糖	0.25〜0.4	約2	キシロースが数個結合したオリゴ糖
	ラフィノース	0.2	2	ショ糖にガラクトースが結合した構造のオリゴ糖（三糖類）
糖アルコール	ソルビトール	0.6〜0.7	3	グルコースのカルボニル基が還元されたもの
	マルチトール	0.7〜0.8	2	グルコースとソルビトールが結合したもの
	還元パラチノース	0.45〜0.6	2	砂糖の構造異性体であるパラチノースのカルボニル基が還元されたもの
	キシリトール	1	3	キシロースのカルボニル基が還元されたもの
	エリスリトール	0.75	0 (0.24 kcal/100 g)	炭素原子を4つ持つ単糖のカルボニル基が還元されたもの

巻末資料

206

分類	名称	甘味度	エネルギー換算係数(kcal/g)	その他
非糖質系甘味料				
天然甘味料	ステビア	10 ～ 300	4	多年生キク科植物であるステビアの葉に含まれる甘味成分を抽出して製造される
	甘草（グリチルリチン）	100 ～ 200	4	多年生マメ科植物である甘草の根に含まれる
人工甘味料	サッカリン	200 ～ 700	0	トルエンを原料として合成される
	アスパルテーム	200	4	アスパラギン酸とフェニルアラニンを結合させて製造する
	アセスルファムK	200	0	酢酸由来のジケテンと塩素安定剤や酸やニトリルの洗浄用に使われるスルファミン酸，水に溶かすと硫酸になる三酸化硫黄から合成される
	スクラロース	600	0	砂糖のハロゲン誘導体で，砂糖（ショ糖）の3か所の水酸基が塩素原子に置き換わったもの0

参考：独立行政法人　農畜産業振興機構資料

資料10　砂糖の種類

砂糖	含蜜糖	黒砂糖・黒糖		
		加工黒糖		
		赤　糖		
	分蜜糖	粗　糖		
		精製糖	車　糖（ソフトシュガー）	上白糖
				中白糖
				三温糖
			ザラメ糖（ハードシュガー）	白双糖
				中双糖
				グラニュー糖
		加工糖	氷砂糖	
			角砂糖	
			粉　糖	
		液　糖		

参考：日本精糖協会

資料 11　加工食品のマーク

マーク	名称	説明
JAS 認定機関名	JAS マーク	品位，成分，性能等の品質についての JAS 規格（一般 JAS 規格）を満たす食品や林産物など．
有機 JAS 認定機関名	有機 JAS マーク	肥料や農薬を使用せずに栽培した農産物や加工品，有機農産物のエサで飼育した畜産物．
JAS	特色 JAS マーク	【2018（平成 30）年制定】特色のある JAS に係る JAS マークとして，これまであった 3 種類のマーク（特定 JAS マーク，生産情報公表 JAS マーク，低温管理流通 JAS マークを統合し，新たな JAS マーク（特色 JAS マーク）を制定．日本産品・サービスのさらなる差別化・ブランド化に向け，消費者の皆様に高付加価値性やこだわり，優れた品質や技術などを分かりやすくアピールすることが期待される．（農林水産省 HP より）（対象となる JAS）熟成ハム類，熟成ソーセージ類，熟成ベーコン類，地鶏肉，手延べ干しめん，りんごストレートピュアジュース，生産情報公表牛肉，生産情報公表豚肉，生産情報公表農産物，生産情報公表養殖魚，人工種苗生産技術による水産養殖産品，青果市場の低温管理，人工光型植物工場における葉菜類の栽培環境管理，障害者が生産行程に携わった食品，持続可能性に配慮した鶏卵・鶏肉，ノングルテン米粉の製造工程管理，大豆ミート食品類，プロバイオポニックス技術による養液栽培の農産物，みそ（2022（令和 4）年 3 月現在）
EEE	E マーク	地域の原材料の良さを活かして作られた特産品に，都道府県が付ける共通マーク．

マーク	名称	説明
【飲用乳】 乳飲料 ハム・ソーセージ類 食塩 明太子	公正マーク	公正競争規約に従い適正な表示をしていると認められるものに表示するマーク． 他にも，卵，コーヒー，はちみつの公正マークがある．
消費者庁許可 特定保健用食品	特定保健用食品 許可マーク	健康増進法第26条に規定されている特別用途食品の中の1つであり，特定の保健の目的で摂取されるもので消費者庁長官の個別の許可を得たものに付けられる．
公益財団法人 JHFA 日本健康・栄養食品協会認定	認定健康食品 （JHFA）マーク	公益財団法人　日本健康・栄養食品協会が設定した健康補助食品の規格基準に基づき認定健康食品認定審査会で許可されたものに付けられるマーク．
ユニバーサルデザインフード	ユニバーサルデザイン フードマーク	日本介護食品協議会が設定した規格に適合する商品に付けられるマーク．かたさと粘度の物性規格が定められている．

農林水産省，厚生労働省，全国公正取引協議会連合会，消費者庁，日本健康・栄養食品協会，日本介護食品協議会，各ホームページ

資料 12　緩衝液の組成

◆　McIlvaine 緩衝液（クエン酸－リン酸水素二ナトリウム緩衝液）

pH	2.2	2.4	2.6	2.8	3.0	3.2	3.4	3.6	3.8	4.0
0.1 M クエン酸（mL）	98.0	94.9	90.3	85.8	81.1	76.6	72.4	68.7	65.2	61.9
0.2 M リン酸水素二ナトリウム（mL）	2.0	5.1	9.7	14.2	18.9	23.4	27.6	31.3	34.8	38.1

pH	4.2	4.4	4.6	4.8	5.0	5.2	5.4	5.6	5.8	6.0
0.1 M クエン酸（mL）	59.0	56.3	53.8	51.4	49.0	47.0	44.8	42.6	40.2	37.5
0.2 M リン酸水素二ナトリウム（mL）	41.0	43.7	46.2	48.6	51.0	53.0	55.2	57.3	59.8	62.5

pH	6.2	6.4	6.6	6.8	7.0	7.2	7.4	7.6	7.8	8.0
0.1 M クエン酸（mL）	34.6	31.1	27.1	22.8	17.8	13.0	9.4	6.5	4.2	2.8
0.2 M リン酸水素二ナトリウム（mL）	65.4	68.9	72.9	77.2	82.2	87.0	90.6	93.5	95.8	97.2

0.1 M クエン酸の調製：クエン酸一水和物 2.1 g/100 mL

0.2 M リン酸水素二ナトリウムの調製：リン酸水素二ナトリウム二水和物 3.56 g/100 mL

◆　酢酸－酢酸ナトリウム緩衝液

pH	3.6	3.8	4.0	4.2	4.4	4.6	4.8	5.0
0.1 M 酢酸（mL）	92.5	88.0	82.0	73.6	63.0	51.0	40.0	29.6
0.1 M 酢酸ナトリウム（mL）	7.5	12.0	18.0	26.4	37.0	49.0	60.0	70.4

0.1 M 酢酸の調製：酢酸 0.57 mL/100 mL

0.1 M 酢酸ナトリウムの調製：酢酸ナトリウム三水和物 1.36 g/100 mL

◆　リン酸緩衝液

pH	5.8	6.0	6.2	6.4	6.6	6.8	7.0	7.2	7.4	7.6
0.1 M リン酸二水素ナトリウム（mL）	92.0	87.6	81.6	73.6	62.6	51.0	39.0	28.0	19.0	13.0
0.1 M リン酸水素二ナトリウム（mL）	8.0	12.4	18.4	26.4	37.4	49.0	61.0	72.0	81.0	87.0

0.1 M リン酸二水素ナトリウムの調製：リン酸二水素ナトリウム二水和物 1.56 g/100 mL

0.1 M リン酸水素二ナトリウムの調製：リン酸水素二ナトリウム 12 水和物 3.58 g/100 mL

巻末資料

資料 13　官能評価レポート用紙

実習日：　　　　年　　月　　日

学籍番号：　　　　　　　　　　　氏　名：

【目的・製造原理】

【原　料】

【工　程】

【結果および考察】

官能評価

▼

項　目	

▲

考　察

_____
_____
_____
_____

【参考文献】

_____
_____

【調べよう】

_____
_____
_____
_____
_____

巻末資料

参考文献

序章

1. 峰下 雄 編，「てがるにできる加工食品」，建帛社，1991
2. 福澤 美喜男 編，「食品加工実習」，建帛社，1992
3. 太田 英明 他，「健康・栄養科学シリーズ 食べ物と健康 食品の加工 増補」，南江堂，2016
4. （公社）日本フードスペシャリスト協会 編，「三訂 食品の官能評価・鑑別演習」，建帛社
5. 森 孝夫 編，「新 食品・栄養科学シリーズ食品加工学 食べ物と健康③」，化学同人，2005
6. 菅原 龍幸 編，「N ブック 改 食品加工学」，建帛社，2013
7. 谷口 亜樹子 編，「食品加工学と実習・実験 第2版」，光生館，2016
8. 海老原 清 他，「栄養科学シリーズ 食べ物と健康，食品と衛生 食品加工・保蔵学」，講談社，2017
9. 小川 正 他，「新しい食品加工学—食品の保存・加工・流通と栄養—」，南江堂，2017

第1章

1. 吉田 企世子 編，「食品加工実習・実験書」，医歯薬出版，1993
2. 太田 英明 他，「健康・栄養科学シリーズ 食べ物と健康 食品の加工 増補」，南江堂，2016
3. 菅原 龍幸 編，「新版　食品加工実習書」，建帛社，2008
4. 菅原 龍幸 編，「N ブックス　食品加工学」，建帛社，2013
5. 五十嵐 脩 他，「新エスカ21 食品学各論」，同文書院，1995
6. 石村 眞一 編，「自家製味噌のすすめ」，雄山閣，2009
7. 村尾 沢央 他，「くらしと微生物」，培風館，1987
8. 伊藤 三郎 編，「果実の科学」，朝倉書店，1991
9. 谷口 亜樹子 編，「食品加工学と実習・実験」，光生館，2016
10. 森 孝夫 編，「食品加工学実験書」，化学同人，2003
11. 森 孝夫，「新 食品・栄養科学シリーズ食品加工学 食べ物と健康③」，化学同人，2005
12. 海老原 清 他，「栄養科学シリーズ　食べ物と健康，食品と衛生　食品加工・保蔵学」，講談社，2017
13. 小川 正 他，「新しい食品加工学—食品の保存・加工・流通と栄養—」，南江堂，2017
14. 公益社団法人，日本缶詰ビン詰レトルト食品協会ホームページ
15. 消費者庁ホームページ，品質表示基準
16. 農林水産省ホームページ，JAS 規格

第2章

1. 菅原 龍幸 編，「新版　食品加工実習書」，建帛社，2008
2. 喜多野 宣子，「健康・栄養系教科書シリーズ④ 食べ物と健康Ⅱ」，化学同人，2010

3. 森 孝夫,「新 食品・栄養科学シリーズ食品加工学 食べ物と健康③」, 化学同人, 2005

4. 消費者庁ホームページ, 品質表示基準

5. 農林水産省ホームページ, JAS 規格

6. 厚生労働省ホームページ, 法令等データベースサービス

第 3 章

1. 菅原 龍幸 編,「新版 食品加工実習書」, 建帛社, 2008

2. 消費者庁ホームページ, 品質表示基準

3. 農林水産省ホームページ, JAS 規格

4. 畑江 敬子 他,「調理学」, 東京化学同人, 2016

5. 太田 英明 他,「健康・栄養科学シリーズ 食べ物と健康 食品の科学 増補」, 南江堂, 2018

第 4 章

1. 菅原 龍幸 編,「新版 食品加工実習書」, 建帛社, 2008

2. 太田 英明 他,「健康・栄養科学シリーズ 食べ物と健康 食品の加工 増補」, 南江堂, 2018

3. 中林 敏郎 著,「コーヒー焙煎の化学と技術」, 弘学出版, 1995

4. 日本食品標準成分表 2015 年版（7 訂）

5. 消費者庁ホームページ, 品質表示基準

6. 農林水産省ホームページ, JAS 規格

第 5 章

1. 菅原 龍幸・前川 昭男 監修「新 食品分析ハンドブック」, 建帛社, 2000

2.「缶・びん詰・レトルト食品・飲料製造講義 I （総論編）」, 社団法人 日本缶詰協会, 2002

3. 食品鑑別・検査法研究会 編,「改訂 食品鑑別・検査法ハンドブック」, 建帛社, 1986

4. 菅原 龍幸 編「新版 食品加工実習書」, 建帛社, 2008

5. 社団法人 日本缶詰協会 監修,「缶ビン詰・レトルト食品辞典」, 朝倉書店, 1984

第 6 章

1. 食品鑑別・検査法研究会 編,「改訂 食品鑑別・検査法ハンドブック」, 建帛社, 1986

2.「食品機能性評価マニュアル集 第 II 集」, 社団法人 日本食品科学工学会, 2002

3.「食品機能性評価マニュアル集 第 III 集」, 社団法人 日本食品科学工学会, 2003

4. 日本分析化学会 編「試料分析講座 食品分析」, 丸善出版

5. 松井 利郎, 松本 清「食品成分の生体調節機能—複合機能体の分析化学的評価—」分析化学, 49 (7), 476-491 (2000)

6. 青柳 康夫 編著,「改訂 食品機能学」, 建帛社, 2016

イラスト 食品加工・食品機能実験 — 第4版 — ISBN 978-4-8082-6093-4

2017 年 4 月 1 日　初版発行	著者代表 © 太 田 英 明
2019 年 4 月 1 日　2 版発行	発 行 者　鳥 飼 正 樹
2022 年 4 月 1 日　3 版発行	印　　刷
2024 年 4 月 1 日　4 版発行	製　　本　三 美 印 刷 株式会社

発行所　株式会社 東京教学社

郵 便 番 号　112-0002
住　　　所　東京都文京区小石川 3-10-5
電　　　話　03（3868）2405
Ｆ　Ａ　Ｘ　03（3868）0673
http://www.tokyokyogakusha.com

・ JCOPY ＜出版者著作権管理機構 委託出版物＞

本書の無断複製は著作権法上での例外を除き禁じられています．複製される場合は，そのつど事前に，出版者著作権管理機構（電話 03-5244-5088，FAX 03-5244-5089，e-mail: info@jcopy.or.jp）の許諾を得てください．